D1672786

ULTRA SCHLANK

Weniger als 5% Körperfett erreichen und halten

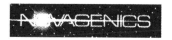

Clarence Bass

CIP-Titelaufnahme der deutschen Bibliothek:
Clarence Bass
Ultraschlank – Weniger als 5% Körperfett erreichen und halten
1. Auflage Novagenics Verlag 1999

Originalausgabe erschienen als:
Lean for Life: Stay Motivated and Lean Forever. Copyright © Clarence Bass
Clarence Bass Ripped Enterprises
528 Chama, N.E.
Albuquerque, New Mexico 87108, USA
(www.cbass.com)

Alle Rechte an der deutschen Ausgabe 1999:
Novagenics Verlag, D-59755 Arnsberg (www.novagenics.com)

Ich widme dieses Buch Guy Trucano Jr.; Guy hat meine Bücher, Zeitungsartikel und Korrespondenzen getippt und überarbeitet. Sein Ziel war es, dieses Buch zu vollenden, bevor er seiner Krebserkrankung erlag; es ist ihm beinahe gelungen. Wir haben fast immer nur über Cassetten kommuniziert, ich am Diktiergerät und er an der Schreibmaschine, und doch sind wir gute Freunde geworden. Meine aufgezeichneten Texte kamen fast immer mit langen Anmerkungen von Guy zurück. Er hatte eine einmalige Auffassung von allen Dingen und wußte zu jedem Thema etwas zu sagen. Zudem hatte er eine ungewöhnliche (meist humorvolle) Art, sich auszudrücken. Er wußte wirklich, mit Worten umzugehen. Guy war ein liebenswertes Rauhbein. Ich werde ihn vermissen.

Harriet Moldov und Carole Wright haben wieder einmal mein Manuskript für den Druck bearbeitet. Wir haben mittlerweile bei fünf Buchprojekten zusammengearbeitet und ich weiß das Talent der beiden mit jedem Mal mehr zu würdigen. Harriet und Carole, ich danke euch.

David Prokop hat genau wie Carole und Harriet (sowie Guy Trucano Jr.) an den meisten meiner Bücher mitgearbeitet. Bei der Publikation dieses Buches war seine Mitarbeit aber wertvoller als je zuvor. Anders als bei den vorangegangenen Titeln war David diesmal von Anfang an dabei. Seine Kommentare und Vorschläge haben mir sehr geholfen.

Nicht zuletzt möchte ich meiner Frau Carol danken. Ohne Frage unterstützt sie mich rückhaltlos und ist zugleich mein härtester Kritiker. Obwohl ihr Terminplan schon übervoll war, hat sie Guys Arbeit weitergeführt, als er starb. Sie hat die letzten Kapitel geschrieben, inklusive aller Änderungen, die noch folgten. Ich muß gestehen, ich habe ihr die Arbeit durch meine Uneinsichtigkeit nicht immer leicht gemacht. Doch sie blieb stets standhaft und hat so wertvolle Anregungen zu diesem Buch geliefert. Ich könnte nicht ohne dich leben. Carol, ich liebe dich.

Der Novagenics-Verlag bedankt sich bei Ingo Kilimann für seine Mitarbeit an der Übersetzung, sowie bei Dirk Schulte-Weber für seine Hilfe bei der Erstellung des Trainingsplans und den Korrekturen.

Inhalt

Vorwort

Sie müssen eigentlich nur zwei Dinge wissen, um sich auf dieses Buch einzustimmen: Statistiken zeigen, daß 95% aller Personen, die durch eine Diät Gewicht verloren haben, nach Beendigung der Diät wieder zunehmen (oft sogar mehr als zuvor). Kurz gesagt: Herkömmliche Diäten wirken nicht! Vor etwa 20 Jahren hat Clarence Bass seinen Körperfettanteil auf 2,4% reduziert, ohne wirklich darauf hin gearbeitet zu haben. Kein Kalorienzählen, keine Entbehrungen, kein Hungern, keine Diät. Seinen Körperfettanteil hält er seitdem konstant unter 5-6%. Im vorliegenden Buch beschreibt er seinen Lebensstil im Detail.

Denken Sie einmal darüber nach. In einem Land, wo hunderttausende Übergewichtige versuchen, ihr Gewicht durch die verschiedensten Diäten zu reduzieren und diesen Kampf doch stets verlieren; in einem Land, wo viele Sportler durch eine selbst gewählte »Ernährungshölle« gehen, um ihr Wettkampfgewicht zu erreichen; in diesem Land hat Clarence Bass es geschafft, seinen Körperfettanteil auf 2,4% zu bringen, ohne es wirklich versucht zu haben. Falls Sie es noch nicht gewußt haben: Ein Körperfettanteil von 2,4% ist extrem niedrig – ein Wert, den wahrscheinlich kaum jemand erreichen möchte oder muß. Als Beispiel sei hier angeführt, daß männliche Marathonläufer in der Regel 6% Körperfett aufweisen; weibliche Läufer sogar noch mehr. Ich kenne Clarence Bass, seit er 1980 begann, seine bekannte »Ripped«-Kolumne in der Zeitschrift *Muscle & Fitness* zu publizieren. Seit dieser Zeit hat der gelernte Anwalt, Fitnesstrainer und Autor bereits fünf Bücher über seine Erfahrungen in den Bereichen Ernährung, Training und Gesundheit veröffentlicht. »Ultraschlank« ist das sechste Buch in dieser Reihe und, wie ich meine, das beste und wertvollste.

Ich muß zugeben, daß ich Clarence' extrem niedrigem Körperfettanteil und der Tatsache, daß er diesen Wert Woche für Woche, Jahr für Jahr halten konnte, zunächst keinen Glauben geschenkt habe. Ich konnte mir nicht vorstellen, daß jemand soviel Disziplin aufbringen kann. Erst später entdeckte ich, daß sein Erfolg weder auf absolute Willenskraft, noch strenges Kalorienzählen, Hungern oder gar fanatisches Training zurückzuführen ist, sondern auf seinen Lebensstil. Er wendet gesunden Menschenverstand in genialer Weise auf Ernährung und Training an. Tatsächlich ist seine Methode so effektiv, daß Willenskraft ganz außen vor bleibt.

»Ultraschlank« ist kein Diätbuch, es ist ein Buch über einen Lebensstil. Clarence Bass ist eine anerkannte Kapazität auf dem Gebiet der Gewichtsabnahme. Alle, die seinen Ratschlägen folgen, werden ähnliche Ergebnisse erzielen, davon bin ich überzeugt. Denn seine logischen Folgerungen, die Systematisierung und Änderung der Lebensweise garantieren, daß das Ultraschlank-Programm auch bei Ihnen Erfolg zeigen wird. Sehr passend finde ich den Begriff »Drei-Säulen-Modell«, in seinen Worten »eine korrekte Ernährung, Bodybuilding und Ausdauertraining«. Wie Motor, Getriebe und Lederausstattung eines englischen Nobelfahrzeug sind die drei Komponenten seines Konzepts aufeinander abgestimmt. Wenn Sie Clarence' Methoden anwenden, werden auch Sie bald über einen ultraschlanken Körper verfügen.

David Prokop
Los Angeles, Kalifornien

1. KAPITEL

ÄNDERUNG DES LEBENSSTILS

EIN ERFOLGVERSPRECHENDER ANSATZ

Lösungen für Amerikas Besessenheit

Amerikaner sind geradezu besessen von der Idee eines schlanken Körpers. Tumulte in den Staaten der ehemaligen Sowjetunion, die Ereignisse im Mittleren Osten und Wirtschaftsberichte sind Hauptbestandteile der täglichen Nachrichten; trotzdem könnte man fast meinen, daß meinen Landsleuten ihre aktuelle Diät noch wichtiger ist.

Covert Bailey hat das Problem in seinem Buch »Fit or Fat« (Houghton Mifflin, 1977) treffend beschrieben: »Der Amerikaner hält seit 25 Jahren Diät und hat seitdem 5 Pfund zugenommen«. Leider ist diese Aussage ebenso lustig, wie wahr. Kürzlich hat der regionale Fernsehsender *Nova* eine Reportage mit dem Titel »Fat Chance in a Thin World« (etwa: Dicke Chancen in einer dünnen Welt) gesendet. Kurz gesagt, es war ziemlich deprimierend. Es wurde einmal mehr festgestellt, daß Diäten nicht funktionieren, da 95% aller Leute, die Gewicht mit Entbehrung verlieren, die Kilos nach einem Jahr wieder zulegen. Mehr als die Hälfte der Amerikaner mittleren Alters haben bereits eine Körpermasse über dem Normalgewicht. Und *Nova* behauptet, daß es noch schlimmer wird: In den letzten 15 Jahren sei das Durchschnittsgewicht der Amerikaner um 5 Pfund gestiegen. Wie Sie sehen, hat Covert Bailey sich zwar spitz, aber treffend ausgedrückt.

Doch noch besteht Hoffnung. Wir verstehen es immer besser, Gewicht zu verlieren und das neue Gewicht auch zu halten. Crash-Diäten sind out und »Einmonats-Superdiäten« werden zunehmend durch korrekte Ernährung und Training ersetzt. Die Herausgeber von *U.S. News & World Report* haben absolut Recht, wenn sie sagen: »Es läuft darauf hinaus, daß die meisten Leute mit einer Kombination von Psychologie, Änderung der Ernährungsgewohnheiten und Training dauerhaft Gewicht verlieren können.« Dabei sind die Gründe für das Versagen »normaler« Diäten nicht immer offenkundig.

Hungerdiäten funktionieren nicht

Ironischerweise funktionieren die meisten Diäten deshalb nicht, weil zuwenig gegessen wird. Der diätbewußte Mensch läßt einfach eine oder mehrere Mahlzeiten aus und hungert. Er verläßt sich auf seine Willenskraft, eine Methode, die einfach keinen anhaltenden Erfolg zeigen kann. Wie wir alle wissen, dauern streng kalorienreduzierte Diäten meist nicht lange.

Geneen Roth erklärte in ihrem Buch »Feeding the Hungry Heart« (The Bobbs Merril Company, 1982) warum es mit den Diäten selten klappt. Sie vertritt die Meinung, daß Diäten nicht effizient seien, weil sie auf Entbehrung basierten und behauptet: »Die Freßorgie ist die andere Seite der Diät, sie gehört einfach dazu. Auf jede Diät folgt zwangsläufig eine übermäßige Kalorienaufnahme.«

Dazu fällt mir ein Artikel in der *New York Times* über Menschen auf Diät ein. Darin wurden schockierende Beispiele der »Achterbahnfahrt« von Diät und Freßorgie genannt. Ein Fall hat mich besonders beindruckt, unterstützt er doch Geneen Roths Auffassung auf eindrucksvolle Weise. Es handelt sich um einen 47jährigen Anwalt aus Manhattan. Er hatte 65kg mit einer Flüssigkeits-Diät verloren. Nach einer Weile begann er immer öfter, von einem reichhaltigen Essen zu träumen. Eines Freitags war es dann soweit: Er bestellte eine Limousine mit Chauffeur, schloß die Tür seines Büros ab und nahm auf dem Rücksitz Platz. Nach 22 (!) Stops in verschiedenen Restaurants und Fast-Food-Plätzen fand er sich in einem Berg von leeren Verpackungen wieder und hatte Tausende von Kalorien zu sich genommen. Es gipfelte darin, daß er in 13 Tagen 10kg zunahm. Ein krasses, aber eindrucksvolles Beispiel für das Scheitern zu strenger Diäten. Entbehrungen und Verbote wirken kurzfristig, aber niemals für lange Zeit.

Geneen Roth schlägt deshalb vor, daß wir Diäten vergessen und endlich anfangen sollten, auf unseren Körper zu hören. Sie fordert uns auf, den Körper so zu erziehen, daß er weiß, was und wann zu essen ist und, noch viel wichtiger, wann es genug ist. Dem kann ich nur zustimmen, doch zu diesem Thema später mehr. Zunächst will ich noch andere

Gründe anführen, warum Diäten so wenig Erfolg zeigen.

Der frustrierende Jo-Jo Effekt

Viele diätbewußte Menschen werden Opfer des Jo-Jo Effekts. Sie verlieren zwar Gewicht, nehmen aber nach der Diät ebensoviel oder noch mehr wieder zu. Ein stetiges Auf und Ab, viele Male im Verlauf eines Lebens. Es steht außer Frage, daß es schrecklich frustrierend ist; doch das ist nur die eine Seite. Unglücklicherweise wächst mit jedem Auf und Ab auch die Gewichtsproblematik. Aus der Forschung wissen wir, daß mit jeder Gewichtsabnahme eine weitere Gewichtszunahme beschleunigt wird. In einer Studie mit Laborratten hat Kelly Brownell von der Universität Pennsylvania herausgefunden, daß Tiere, die nach einer Diät wieder ihr altes Gewicht erreicht hatten, bei einer weiteren Diät – trotz gleicher Kalorienzahl wie beim ersten Mal – doppelt so lange brauchten, um noch einmal soviel Gewicht zu verlieren. Schlimmer noch: Im Vergleich zur ersten Diät hatten die Tiere nach der zweiten in nur einem Drittel der Zeit das Gewicht vor der Diät wieder erreicht. In Zahlen sah das so aus: Die Tiere brauchten beim ersten Versuchsdurchgang 21 Tage, um das festgelegte Gewicht zu verlieren, beim zweiten Mal jedoch vergingen 46 Tage, um dasselbe Ergebnis zu erreichen. Nach der ersten Diät waren die Tiere nach 45 Tagen wieder auf dem Ausgangsgewicht, nach der zweiten bereits 14 Tage später.

Obwohl sich bei Tierversuchen oft die Frage nach der Übertragbarkeit der Ergebnisse auf den Menschen stellt, ist das hier leider nicht der Fall. Professor Brownell konnte belegen, daß Amateur-Ringer, die für Wettkämpfe regelmäßig Gewicht abbauen müssen, sehr viel schlechtere Stoffwechselwerte aufweisen, als solche Ringer, die ihr Gewicht konstant halten.

Der Stress des Gewichtsverlusts wird vom Körper als lebensbedrohliche Hungersituation wahrgenommen und durch das Herunterfahren von Stoffwechselprozessen beantwortet. Zusätzlich werden verstärkt Enzyme ausgeschüttet, die für die Liponeogenese, den Aufbau von Fettgewebe, verantwortlich sind. Deshalb nimmt man so schnell wieder zu, wenn eine Diät beendet wird. Wenn versucht wird, durch Hungern Gewicht zu verlieren, tauchen schnell noch weitere Probleme auf. Der Gewichtsverlust beruht nämlich nicht nur auf dem Abbau von Fettgewebe. Es geht auch Muskelmasse verloren. So beginnt ein Teufelskreis, denn die meisten Nährstoffe werden im Muskelgewebe verstoffwechselt.

Wenn Muskelgewebe verloren geht, werden weniger Kalorien verbrannt (genauer gesagt, der Grundumsatz sinkt). Wenn also nach einer Diät weniger Muskelgewebe vorhanden ist als zuvor, werden auch weniger Kalorien verbraucht und ein erneuter Fettansatz stellt sich schneller ein. Mit jedem Zyklus des Diät Jo-Jos, mit jeder Gewichtsabnahme und -zunahme, wächst der Prozentsatz an Körperfett.

Linda Crockett, Trainer und Ernährungsberaterin, beschrieb im Magazin *The Runner* (dem Vorläufer von *Runner's World*) einen Fall, der die verheerenden Folgen des Jo-Jo Effekts zeigt. Eine Läuferin, die mit ihrem Gewicht den Normtabellen entsprach, klagte über Erschöpfung. Unterwassermessungen zeigten, daß sie einen Körperfettanteil von 46% besaß – kein Wunder, daß sie sich wenig leistungsfähig fühlte. Bei 62,7kg Körpergewicht trug sie 28,8kg Fett mit sich herum! Ihre Geschichte ist exemplarisch für viele Menschen im Land. Ein aktiver Lebensstil scheint nicht automatisch einen niedrigen Körperfettanteil zu garantieren. Mit 29 Jahren hatte diese Sportlerin bereits die Hälfte ihres Lebens mit Diäten verbracht, seit einem halben Jahr kamen noch zwei Tage Null-Diät pro Woche hinzu. Sie behauptete, sich die restlichen Tage der Woche »normal« zu ernähren. Crockett fand jedoch heraus, daß sie Nahrungsmittel mit hohem Fettanteil bevorzugte, besonders Eiscreme. »Die Frau verlor sowohl Fett-, als auch Muskelgewebe, wenn sie fastete, aber in den darauf folgenden ›Freßperioden‹ baute sie fast nur Fettgewebe auf.«

Der Wohlfühlfaktor

Woran liegt es, daß viele Leute zwar Gewicht abbauen, das neue Gewicht aber nicht halten können? Dr. Maria Simonson von der Johns-Hopkins Universität, Autorin des Buches »The Complete University Medical Diet« (Warner Books, 1983), nennt es das »Sisyphus-Problem«: »Es ist schwerer, schlank zu bleiben, als schlank zu werden. Wir können uns zwar für eine gewisse Zeit einschränken, aber – was der Himmel verhüten möge – nicht für immer.«

Ganz offensichtlich muß ein Programm zur Gewichtsabnahme und -stabilisierung so komfortabel ausfallen, daß man damit leben kann. In der Tat ist dies die Antwort auf die Frage nach einem dauerhaft niedrigen Körperfettanteil: nennen wir es ruhig den »Wohlfühlfaktor«. Wenn Sie sich mit Ihrer Ernährung und Ihrem Training wohlfühlen, dann werden Sie höchstwahrscheinlich auch lange dabei bleiben, am besten natürlich für immer. *U.S. News & World Report* faßt es so in Worte: »Man kann den Körper dazu bringen, überflüssige Pfunde dauerhaft zu verlieren. Allerdings funktioniert es besser, wenn man als Schmeichler agiert, statt als Tyrann.« Anders gesagt, die »Brechstangen«-Methode funktioniert nicht. Damit Ihr Körper ein für allemal Fett verliert, müssen Sie sanfte Überredung, aber keinen Zwang einsetzen.

Im weiteren Verlauf des Buches werde ich Ihnen erklären, wie ich es geschafft habe und wie Sie meine Methoden ebenfalls erfolgreich anwenden können. Begeben Sie sich mit mir auf den Weg zu einem angenehmen und gesunden Lebensstil, der einen ultraschlanken Körper garantiert.

*

ANHALTENDE MOTIVATION

DER SCHLÜSSEL ZUM FETTABBAU

Treffen wir eine Abmachung

Sie sind bereits hochmotiviert, sonst würden Sie dieses Buch nicht lesen. Sie folgen wahrscheinlich auch gerade einer Diät und einem Trainingsprogramm. Sie sind vielleicht ein Bodybuilder, der versucht, sein Training zu verbessern, um schlanker und wirklich fit zu werden. Vielleicht sind Sie auch ein Läufer oder Radfahrer, der sein Ausdauertraining besser ausbalancieren möchte. Oder Ihre größte Sorge gilt der Ernährung, da Sie schon oft versucht haben, abzunehmen, bislang aber ohne anhaltenden Erfolg. Dieses Buch verhilft auch denen zum Einstieg in ein Fitnessprogramm, die den Sport bisher nur vom Fernsehsessel aus genossen haben. Egal aus welchem Grund Sie sich entschieden haben, Ihre Lebensweise zu ändern: Sie wollen ultraschlank werden.

Wie schon im Abschnitt über die Achterbahnfahrt bei herkömmlichen Diäten erwähnt, liegt das Problem weniger in fehlender Motivation, als vielmehr im Überfluß daran. Den Leuten fehlt es nicht an Motivation, wenn sie sogar hungern, um Pfunde zu verlieren. Doch diese Motivation wird falsch eingesetzt. So unglaublich es klingen mag, doch viele Leute sind so motiviert, daß sie sich selbst besiegen und dann erschöpft aufgeben. Wie bei unserem Anwalt aus Manhattan verwandelt sich die Diät in eine Freßorgie. Ähnlich ist es auch beim Training. Mühsame und über Gebühr anstrengende Trainingseinheiten führen schon bald zum Erlahmen der Motivation und zur Rückkehr in den Fernsehsessel.

Ich kann Ihnen garantieren, daß es nicht dazu kommen wird, wenn Sie dem zielorientierten und angenehmen Lebensstil folgen, wie er in diesem Buch beschrieben wird. Sie sollten sich aber darüber klar sein, daß es ohne Ihre Mitarbeit nicht gelingen wird, das Ziel zu erreichen. Sie müssen bereit sein, für das Ultraschlank-Programm zu arbeiten und zu lernen. Wir werden einige Zeit, bzw. Seiten im Buch brauchen, um herauszufinden, warum einige Methoden gut funktionieren und andere erfolglos sind. Schon möglich, daß Sie zunächst an Gewicht zulegen, wenn Sie in Ihrem Sessel sitzen und dieses Buch lesen. Aber ich verspreche Ihnen, wenn Sie es bis zum Ende lesen und meinen Vorschlägen folgen, dann wird es sich für Sie lohnen. Je mehr Sie über die Ultraschlank-Methode wissen, desto erfolgreicher werden Sie sie anwenden können. Sehen Sie es von dieser Seite: Ich habe ein Leben lang gebraucht, um diese Informationen zu sammeln; Sie brauchen nur wenige Tage, um sie zu Ihrem Besten anzuwenden. Und das ist nur der Anfang, denn wenn Sie meinen Ratschlägen folgen, dann werden Sie mit einem lebenslang niedrigen Körperfettanteil belohnt. Sind Sie bereit? Dann lassen Sie uns anfangen.

Das Problem: Durchhalten

Das größte Problem besteht darin, die Motivation aufrecht zu erhalten. Fast jeder hatte schon einmal die Idee, eine Diät oder ein Trainingsprogramm zu beginnen. Davon überzeugt, endlich dauerhaft Gewicht zu verlieren, starten wir enthusiastisch mit dem Ziel, uns wieder in Form zu bringen. Leider verstauben die Hanteln schon bald unter dem Bett, das Fahrradergometer setzt in der Garage Spinnweben an und unsere liebsten Kleidungsstücke, die so schnell zu eng geworden sind, verschwinden im hintersten Winkel des Kleiderschranks. Klare Anzeichen dafür, daß unser Motivationsschub nicht lange angehalten hat. Schneller als wir denken, finden wir uns bei den Gewohnheiten wieder, die uns zuvor aus der Form gebracht hatten. Nur anhaltende Motivation garantiert lebenslange Fitness. Um ultraschlank zu werden, müssen wir hochmotiviert an die Sache herangehen, und zwar immer. Unmöglich? Nein. Glauben Sie mir, es ist wesentlich unkomplizierter, als es Ihnen auf den ersten Blick erscheinen mag.

Ich trainiere nun seit mehr als 40 Jahren. Als Teenager habe ich das erste Mal eine Hantel in die Hand genommen; seitdem achte ich auf meine Ernährung und trainiere regelmäßig. In vielerlei Hinsicht bin ich heute in meinen 50ern besser in Form als je zuvor. Ich brauche wohl nicht zu erwähnen, daß die Jahre mich gelehrt haben, motiviert zu bleiben. Zudem gibt es bestimmte Tricks, die es mir ermöglichen, bei der Sache zu

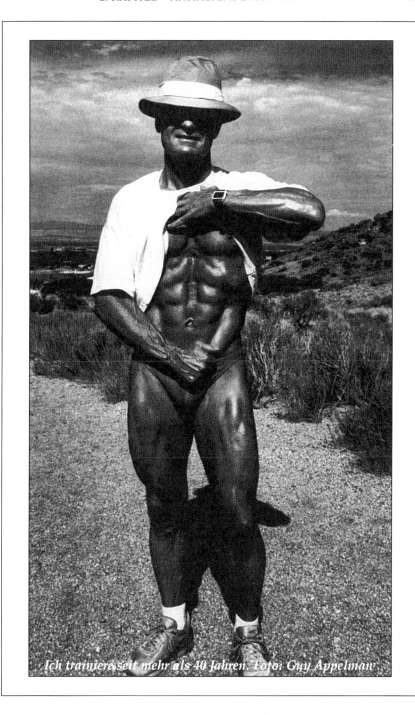

Ich trainiere seit mehr als 40 Jahren. Foto: Guy Appelman

bleiben, auch wenn es einmal schwierig wird. Lassen Sie uns zunächst versuchen, Ihre eigene Motivation zu analysieren. Wir wollen wissen, woher das Gas kommt, das den Boiler feuert.

Motivation beruht auf unterschiedlichen Zielen. Aus eigener Erfahrung weiß ich, daß die Ausgangsziele sich mit der Zeit ändern. Die ersten Ziele, die wir hier diskutieren werden, sind gesundheitliche. Ich weiß, daß viele Menschen eine optimale Gesundheit nicht als das Wichtigste ansehen. Allerdings sind eine erhöhte Lebenserwartung und die Vermeidung von Herz-Kreislauferkrankungen, Diabetes oder Bluthochdruck unbestritten positive Begleiterscheinungen des Ultraschlank-Programms. Die meisten Ärzte werden Ihnen versichern, daß Sie selbst mehr für sich tun können, als es die Medizin vermag. Mein Freund Arnie Jensen ist Spezialist für Präventivmedizin an der bekannten Cooper Klinik in Dallas, Texas. Er formuliert es so: »Gesundheit ist 50% Lebensweise und 10% Medizin. Der Rest ist Veranlagung und Glück«. Gut zu wissen, besonders, wenn man wie ich schon über 50 ist.

Gesundheitliche Vorteile von Fitness und Fettreduktion
Als Teenager war Gesundheit einer der unwichtigsten Gründe, mit dem Bodybuilding anzufangen. Wie jeder andere Jugendliche fand ich meine Motivation darin, mehr Muskeln zu bekommen und meinen Freunden durch ein sportliches Auftreten zu imponieren.

Es brauchte nicht lange, da stieß ich auf das Kraftsport-Magazin *Strength & Health*. Vergleichbar mit der *Muscle & Fitness* heute, war es damals das führende Magazin für Muskeltraining. Bob Hoffman, Redakteur und Herausgeber, war Trainer der US-Gewichtheber und ein Vorreiter der heute weltumfassenden Bewegung, Gesundheit durch Fitness zu erlangen. Er war auch einer der ersten, die Nahrungsergänzungsmittel anboten. Seine Artikel vermittelten mir den ersten Eindruck davon, daß korrekte Ernährung einen wichtigen Teil des Muskelaufbaus ausmacht. Natürlich haben mir meine Eltern (wie alle Eltern dieser Welt) erzählt, daß ich meine Milch trinken und meinen Teller leer essen muß, um groß und stark zu werden. Doch die ersten detaillierten Informationen über Vitamine, Mineralstoffe und Protein kamen von Bob Hoffman.

Seine Artikel hatten einen derart großen Einfluß auf mich, daß ich zu meiner Schulzeit sogar an einem Kurs in Ernährungslehre teilnahm. Ich war so wissensdurstig, daß es mich nicht einmal störte, der einzige Junge in diesem Kurs zu sein. Ich hätte zu dieser Zeit fast alles getan, was mir geholfen hätte, stärker und muskulöser zu werden. Mit den ersten Ausgaben von *Strength & Health*, die ich in die Hände bekam, und mit besagtem Ernährungskurs begann für mich eine lebenslange Leidenschaft für den Muskelaufbau. Es ist wohl bezeichnend, daß das damals studierte Werk über Ernährungslehre als einziges Buch aus der Schulzeit noch heute in meinem Regal steht.

Seither ist mein Hauptanliegen der Muskel- und Kraftzuwachs geblieben, aber es hat sich gezeigt, daß man diese Ziele am besten erreicht, indem man gesund bleibt. Ich weiß nun, daß die Vorteile, über einen schlanken und starken Körper zu verfügen, weit über die Fähigkeit hinausgehen, große Gewichte zu stemmen oder im Schwimmbad eine gute Figur abzugeben. Die gesundheitlichen Vorteile sind so bedeutend, daß selbst ein Ignorant wie ich zugeben muß, daß ein großer Teil meiner Motivation dem Wunsch entstammt, gesund zu bleiben. Ich möchte Ihnen einige Beispiele nennen, die ich als besonders überzeugend ansehe. Sie haben mir geholfen, Training und Ernährung zu schätzen.

Mit ein bißchen Fitness kommt man sehr weit

Im *Journal of the American Medical Association* wurde kürzlich eine bemerkenswerte Studie veröffentlicht, die selbst hartnäckige Faultiere auf die Beine zwingen sollte. Diese Untersuchung, durchgeführt vom Institute for Aerobics Research in Dallas, beweist ganz klar: Es bedarf keiner langen Stunden im Fitness-Studio oder auf der Tartanbahn, um deutliche Gesundheitsvorteile zu erzielen. Schon eine minimale körperliche Betätigung, z.B. ein halbstündiger Spaziergang jeden Tag, schützt vor einem vorzeitigen Tod. Wie schon gesagt, man muß sich nicht quälen. Mit ein bißchen Fitness kommt man sehr weit.

Das Institute for Aerobics Research arbeitet eng mit der Cooper Klinik zusammen. Im Institut wurden in der Zeit von 1970 bis 1981 an 10.224 Männern und 3.120 Frauen Vorsorgeuntersuchungen durchgeführt, einschließlich eines Belastungstests auf dem Laufband. Nach der ersten Untersuchung wurden die 13.344 Probanden im Durchschnitt acht Jahre lang begleitet. Auf der Basis der Ergebnisse des Belastungstests wurden diese Leute in 5 Fitness-Kategorien gefaßt: Die 20% mit dem schlechtesten Ergebnis beim Test wurden als »unfit«, die besten 20% als »sehr fit« bezeichnet. Die drei mittleren Kategorien wurden als »mäßig fit« eingestuft. Gegen Ende der Studie waren 240 Männer und 43 Frauen verstorben; alle bei der Erstuntersuchung in guter gesundheitlicher Verfassung.

Die statistische Auswertung dieses Langzeitversuchs ergab, daß die Männer in der niedrigsten Kategorie (»unfit«) im Vergleich zu denen in der höchsten (»sehr fit«) eine 3,44 mal höhere Sterberate aufwiesen. Bei den Frauen ergab derselbe Vergleich eine 3,66 mal höhere Sterberate. Interessanterweise lag aber die Sterblichkeitsrate in den mittleren Kategorien (»mäßig fit«) nur unwesentlich höher als in der »sehr fit«-Gruppe. Das zeigt ganz deutlich: Es braucht nicht viel Training, um dem vorzeitigen Tod zu entgehen. Sogar mäßige Fitness bietet bereits einen zuverlässigen Schutz vor Herz-Kreislauferkrankungen, Krebs und einer Vielzahl anderer lebensbedrohender Krankheiten. Daraus folgt: Schon ein gemäßigtes Training wirkt deutlich lebensverlängernd.

Diese Studie zeigt, wie wichtig ein regelmäßiges Training ist, auch wenn es nicht exzessiv betrieben wird. Grund genug für die untrainierte Allgemeinheit, nachzudenken und – mit dem Training zu beginnen. Für mich ist das eine große Hilfe, die Motivation aufrecht zu erhalten, und für Sie? Ich will noch eine weitere Studie aufgreifen, die sich mit der Ernährung befaßt.

Ernährungsumstellung öffnet verengte Arterien

Arteriosklerose (Arterienverengung, bzw. -verschluß) ist ein schwer behandelbares Leiden. Das britische Medizinjournal *Lancet* veröffentlichte eine Studie, die zeigt, daß vorsichtiges Training und behutsame Ernährungsumstellung diese Herz-Kreislauferkrankung nicht nur stoppen, sondern auch eine meßbare Verbesserung bewirken kann, ganz ohne Medikamente. Die Untersuchungsstaffel »Einfluß der Lebensweise auf Herzerkrankungen« unter der Leitung von Dr. Dean Ornish vom Institut für Präventivmedizin in Sausalito, Kalifornien, liefert handfeste Beweise für die positiven Einflüsse von Training und korrekter Ernährung. 48 Patienten mit nachgewiesenen Gefäßerkrankungen (ihre Computertomographien zeigten einen teilweisen Verschluß der Herzkranzgefäße) wurden in eine Untersuchungs- und eine Kontrollgruppe aufgeteilt. Alle Patienten hatten bereits, wie bei Herzerkrankungen üblicherweise empfohlen, ihre Fettzufuhr auf 30% der Nahrungsmenge reduziert. Die 28 Patienten der Untersuchungsgruppe wurden auf eine streng fettreduzierte Diät gesetzt (10% der Nahrungsmenge); sie nahmen ein leichtes Training auf, kombiniert mit einem Streßbewältigungs-Programm. Die 20 Patienten der Kontrollgruppe behielten Ernährung und Lebensweise bei. Die Mahlzeiten der Untersuchungsgruppe bestanden aus Früchten, Gemüse, Hülsenfrüchte, Vollkorn- und Sojaprodukten. Eine Kaloriengrenze wurde nicht festgelegt, allerdings waren keine tierischen Eiweiße erlaubt, mit Ausnahme von Eiklar und streng fettarmer Milch oder Joghurt. Wie bereits erwähnt, nur 10% der Kalorien stammten aus Fett, Protein lieferte 20% der Kalorien und komplexe Kohlenhydrate 70%. Sie werden schon bald feststellen, daß diese Kalorienverteilung meinem Ultraschlank-Ernährungsprogramm weitgehend entspricht. Allerdings habe ich aus Geschmacksgründen kleinere Änderungen vorgenommen. Schließlich wollen wir die Ernährung ein Leben lang beibehalten.

Die Patienten der Untersuchungsgruppe wurden zudem angehalten, ein leichtes Training in Form von Spaziergängen zu absolvieren. Gefordert waren mindestens drei Stunden pro Woche, jeweils 30 Minuten pro Trainingseinheit, bei 50-80% der – je nach Alter unterschiedlichen – maximalen Pulsrate. Nach einem Jahr wurde durch eine Computertomographie der Zustand der Herzkranzgefäße erneut kontrolliert.

Dr. Ornish und seine Assistenten fanden heraus, daß sich bei 82% der Untersuchungsgruppe die Durchblutung der Herzkranzgefäße verbessert hatte. Die Verengung der Arterien war im Durchschnitt von 60% auf 56% gesunken. In der Kontrollgruppe dagegen nahm die Gefäßverengung weiter zu; sie stieg von durchschnittlich 62% auf 64% an. Vielleicht noch wichtiger als dieser meßbare medizinische Erfolg ist aber die Tatsache, daß 91% der Untersuchungsgruppe weniger unter Herzbeschwerden zu leiden hatten; im Allgemeinen verbesserte sich das Befinden schon wenige Wochen nach Beginn der Umstellung auf das neue Trainings-/Ernährungsprogramm. Im Gegensatz dazu wurde in der Kontrollgruppe ein Anstieg der Herzbeschwerden um 165% registriert.

Die geringe Rückbildung der Arterienverengung mag auf den ersten Blick nicht sehr eindrucksvoll erscheinen, doch darf dabei nicht vergessen werden, daß Arteriosklerose sich über Jahrzehnte hinweg ausbildet. Nach Dr. Ornishs Auffassung hätte niemand meßbare Veränderungen an den Gefäßen in nur einem Jahr erwartet. Hinzu kommt noch, daß bereits kleine Verbesserungen der Durchblutung enorme Vorteile im Alltag bieten. Das zeigt der starke Rückgang der Herzbeschwerden in der Untersuchungsgruppe, im Gegensatz zur Kontrollgruppe, deren Krankheitsbild sich medizinisch und subjektiv verschlechterte.

Ich möchte nochmals daran erinnern, daß beide Gruppen bereits vor dem Experiment ihre Fettaufnahme auf 30%, also dem von der Amerikanischen Herz-Gesellschaft empfohlenen Wert, reduziert hatten. Denken

Sie auch einmal darüber nach, wie stark die Verengung der Gefäße demnach bei einer fettreichen Ernährung (40% oder mehr, wie die der meisten Amerikaner) fortschreitet, wenn schon bei einer relativ fettreduzierten Diät von 30% der Kalorienmenge die Verkalkung der Arterien noch weiter zunimmt.

In meinen Augen sind die Ergebnisse dieser Studie geradezu revolutionär: Allein durch eine maßvolle Änderung des Lebensstils schützen Sie nicht nur Ihre Herzkranzgefäße vor Verkalkung, sondern bewirken sogar die Rückbildung einer bereits bestehenden Arteriosklerose innerhalb nur eines Jahres – ohne Medikamente! Dr. Ornish und seine Kollegen erklären nicht die Mechanismen, die hinter der Rückbildung der Blutgefäßverengungen stecken. Allerdings glaube ich auch, daß diese noch nicht in vollem Umfang verstanden werden. Ein weiteres Ergebnis dieser Studie ist der Rückgang der Cholesterinwerte. In der Untersuchungsgruppe fiel das Gesamt-Cholesterin um 24,3%, der Wert des schädlichen LDL-Cholesterins sogar um 37,4%. Eine entscheidende Verbesserung der Situation, da ein hoher Gesamt-Cholesterinwert, besonders aber ein hoher LDL-Wert, das Risiko eines Herzinfarktes wesentlich erhöht. Die Veröffentlichung dieser Untersuchung im britischen Medizinjournal *Lancet* ging leider nicht darauf ein, ob auch der Körperfettanteil in der Untersuchungsguppe abgenommen hat. Ich würde aber darauf wetten.

Der Schutz vor Arteriosklerose ist meiner Meinung nach einer der wichtigsten Gründe für den Abbau von Körperfett. Dr. Lawrence A. Lamb beginnt nicht ohne Grund sein Buch »The Weighting Game« (Lyle Stuart, 1988) mit den Worten: »Der Abbau von überschüssigem Fettgewebe ist oft die beste Möglichkeit, die Cholesterinwerte zu reduzieren.« Das Erscheinungsbild zu verbessern ist somit nur ein Grund und wohl bei weitem nicht der wichtigste. Eine Änderung des Lebensstils, kontrollierte Ernährung und Training verbessern nicht nur Ihr Erscheinungsbild, sondern bieten gleichzeitig weitere Vorteile wie einen niedrigen Cholesterinwert und damit gesunde Arterien. Ermutigt Sie das? Ich denke schon.

Diabetes und Schlaganfall

Diese Überschrift trägt für mich eine besondere Bedeutung. Mein Vater litt unter Typ 2 Diabetes (Alterszucker) und er starb an einem Schlaganfall. Da ich, wie jedes Kind, gut 50% der Gene von meinem Vater mitbekommen habe, wäre es gut möglich, daß auch mir das gleiche Schicksal droht. Tatsächlich hat mir Dr. Arnie Jensen von der Cooper Klinik vor einigen Jahren mitgeteilt, daß es wahrscheinlich nur aufgrund meiner guten körperlichen Verfassung, d.h. kein Übergewicht, korrekte Ernährung und regelmäßiges Training, bei mir noch nicht zu einer Diabetes gekommen ist. Meine Familiengeschichte und die Tatsache, daß meine Triglycerid- (Blutfett-) und Zuckerwerte im Blut leicht erhöht waren, würden darauf hindeuten.

Dr. Lamb vertritt die Ansicht, daß bereits einige Extrakilos das Risiko, an Diabetes zu erkranken, wesentlich erhöhen würden. In seinem Buch »The Weighting Game« schildert er Ergebnisse einer Studie, die Dr. Kerin O'Dea im Auftrag der Universität von Melbourne in Australien durchgeführt hat. Dabei wurden die Auswirkungen von Ernährung und Training auf die Entwicklung von Diabetes untersucht.

Dr. O'Dea begleitete mit der Untersuchung 10 Aborigines, australische Ureinwohner mittleren Alters, die wieder zu einem Leben als Jäger und Sammler zurückgekehrt waren. Zuvor hatten sie so gelebt, wie es in der westlichen Gesellschaft üblich ist: fett- und kalorienreiche Ernährung und wenig Bewegung. Vor der Studie waren alle Probanden stark übergewichtig und litten unter Typ 2 Diabetes. Durch die Rückkehr zu den alten Gewohnheiten aßen die Aborigines nur das, was sie jagen, fischen oder sammeln konnten. Die Ernährung wies einen durchschnittlichen Brennwert von 1.200 Kalorien pro Tag auf, zudem nahm durch das Leben in der Wildnis auch die körperliche Aktivität der ehemaligen Stadtbewohner enorm zu.

Dr. Lamb faßt das den Erwartungen entsprechende Ergebnis so zusammen: »Alle Probanden verloren nach und nach an Körperfett. Zwei Monate nach der Rückkehr in die Wildnis war nicht nur der Blutzuckerspiegel gesunken, auch die Glucosetoleranz hatte sich deutlich verbessert. Bereits nach sieben Wochen befanden sich die Triglyceridwerte wieder im Normbereich.« Die Studie zeigt, warum Dr. Jensen mir glaubhaft versichern konnte: »Du wirst niemals gesundheitliche Probleme bekommen, wenn du weiter so schlank und fit bleibst und dich intelligent ernährst.«

Ein gesunder Lebensstil spielt zudem eine entscheidende Rolle bei der Vermeidung von Bluthochdruck. Der Tod meines Vaters hing auch damit zusammen; nach Dr. Kenneth H. Cooper stellt ein erhöhter Blutdruck das Hauptrisiko für Schlaganfall und Herzinfarkt dar. Bluthochdruck ist eine Zivilisationskrankheit. Der *Harvard Medical School Health*

Letter schrieb einmal, daß fast alle Menschen allein durch Änderung der Lebensweise ihren Blutdruck senken könnten. Dr. Cooper bestätigt dies in seinem Buch »Overcoming Hypertension« (Bantam Books, 1990) mit der Aussage: »Training, korrekte Ernährung und ein gesunder Lebensstil können den Blutdruck auf jugendlichen Werten halten.« Genauer gesagt, Dr. Cooper ist der Ansicht, daß Übergewicht der Hauptgrund für Bluthochdruck und Herzinfarkt ist. Wird dagegen das überflüssige Kör-

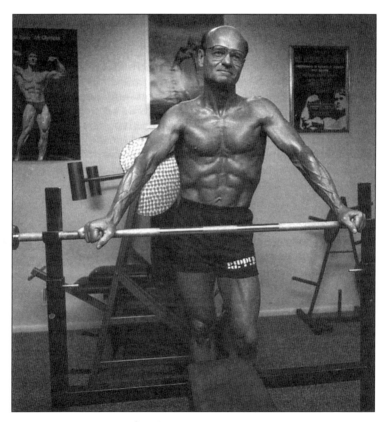

Mein Vater litt unter Diabetes und Arteriosklerose, starb an einem Schlaganfall. Auch ich trage die Anlagen für diese Erkrankungen in mir. Aufgrund meiner gesunden Ernährung und regelmäßigen Trainings muß ich mir aber keine Sorgen machen; ich bin kerngesund. Foto: Guy Appelman

perfett, oder zumindest das meiste davon, abgebaut, kommt es nach Dr. Lamb zu einer »dramatischen Verbesserung der Blutdruckwerte«. Deshalb ist eine korrekte Ernährung und Training so wichtig; es ist einfach die beste Methode, Gewicht und Körperfett dauerhaft zu verlieren. Es wird Sie nicht wundern, daß Dr. Jensen mein Risiko, einen Schlaganfall wie mein Vater zu erleiden, ebenfalls sehr optimistisch beurteilt. Meine Lebensweise hält den Körperfettanteil niedrig und laut Dr. Jensen kann ich auch mit »exzellenten« Blutdruckwerten aufwarten. Vielleicht verstehen Sie jetzt meine Begeisterung für korrekte Ernährung und regelmäßiges Training besser. Hoffentlich habe ich auch Ihren Enthusiasmus geweckt.

Auf zu neuen Horizonten

Ein großer Teil meiner Motivation für einen gesunden Lebensstil beruht auf Inspiration. Überzeugung und Inspiration bringen uns dazu, auf dem Pfad der Fitness zu bleiben. Sie bewirken bei uns den Wunsch, so gut wie möglich zu sein. Leider unterschätzen wir unsere Fähigkeiten nur zu oft. George Sheehan hat es in »Personal Best« einmal so ausgedrückt: »Wir verkaufen uns unter Preis... Wenn unser Horizont enger wird, werden auch unsere Ziele weniger anspruchsvoll.« Er bemerkte auch: »Das Problem der Motivation ist, daß man erst wissen muß, was einen dazu bringt, anzufangen.« Kurz gesagt, wir brauchen ein Ereignis, eine Erfahrung, ein Erlebnis oder jemanden, der uns die Augen öffnet und zeigt, welche Möglichkeiten in uns stecken. Jemand, der uns den Weg zu neuen Horizonten aufzeigt.

Kenny Moore, einer meiner liebsten Autoren, berichtete vor kurzem in der *Sports Illustrated*, wie ein Olympiasieger zu neuen Horizonten aufbrach. Nach 15 Jahren in der Leichtathletik hatte Louise Ritter ihren Lebenstraum erfüllt und in Seoul die Goldmedaille im Hochsprung gewonnen. Als sie in ihre Heimatstadt Dallas in Texas zurückgekehrt war, durchlief sie aber eine Phase der Depression. »Ich wußte nicht, woran es lag,« sagte sie, »mein größter Wunsch hatte sich erfüllt und trotzdem war ich deprimiert.« Louise erklärte sich ihre Niedergeschlagenheit so: »Jedes erreichte Ziel ist ein verlorenes Ziel.« Sie brauchte jetzt ein neues Ziel, einen neuen Horizont.

Das neue Ziel war schnell gefunden, als ihr bewußt wurde, daß sie sich – trotz ihrer Goldmedaille – bislang unter Preis verkauft hatte. Zeitlupenaufnahmen von der U.S. Olympia-Ausscheidung zeigten, wieviel

»Luft« bei ihrem Hochsprung von 1,99 Meter noch vorhanden war: So viel, daß sie auch den Weltrekord von 2,11 Meter übertreffen konnte. Die wiederholte Betrachtung der Filmaufnahmen machte ihr klar, daß sie durchaus in der Lage war, einen neuen Weltrekord aufzustellen. Hier war die Lösung. Die Depression war mit einem Schlag vorbei. Sie hatte eine aufregende neue Herausforderung gefunden, eine neue Inspiration.

Auf ähnliche Weise können auch wir uns von Vorbildern inspirieren lassen. Mein erstes Vorbild war mein Vater. In seiner Jugend war er der beste Leichtathlet seiner Schule mit überragenden Leistungen im Diskuswerfen, im Weit- und Hochsprung, sowie beim Kugelstoßen. Er war eine Ein-Mann Leichtathletik-Mannschaft. Tatsächlich errang er einmal als einzelne Person bei einem Wettkampf in New Mexiko den zweiten Platz in der Mannschaftswertung! Während seines Studiums war er zeitweise nur wenige Zentimeter vom Weltrekord im Hochsprung entfernt.

Ich wollte ein Athlet wie mein Vater werden. Seine Medaillen hatte er in einem Schrank im Flur aufbewahrt. Als Kind habe ich sie immer wieder herausgenommen und bewundert; ich träumte davon, in seine Fußstapfen zu treten. Diese Medaillen, handfester Beweis für die sportlichen Leistungen meines Vaters, bewogen mich damals, ebenfalls ein sportliches Training aufzunehmen. Allerdings war ich nicht für die Leichtathletik geschaffen, wie ich schnell herausfand. Meine ersten Versuche im Kugelstoßen endeten mit einer ausgerenkten Schulter. Doch schon bald darauf suchte ich nach neuen sportlichen Herausforderungen. Mein Vater hat mich dabei stets unterstützt, ohne ihn wäre ich vielleicht nie ein Sportler geworden.

Glücklicherweise hatte ich mehr Erfolg mit den Hanteln meines Vaters. Er hatte sie eigentlich für sich gekauft, aber ich habe sie in mein Zimmer geschleppt als ich 12 oder 13 war; ich war in der sechsten oder siebten Klasse. Das war der Beginn einer lebenslangen Leidenschaft für das Bodybuilding. In der 10. Klasse fand ich ein neues Idol. Ein Schulkamerad aus einer höheren Klasse, Gordon Modrall, er wohnte auf der anderen Straßenseite, wurde während der Schulabschlußzeremonie für seinen Sieg beim Landeswettbewerb im Pentathlon geehrt. Das war ein veränderter Fünfkampf, bestehend aus Liegestütz, Klimmzügen, Weitsprung, Speerwerfen und einem 300 Meter Hürdenlauf. Zu sehen, wie Gordon seinen Preis entgegennahm und die ganze Schule applaudierte, inspirierte mich unglaublich. Im nächsten Jahr wollte ich diesen Wettkampf gewinnen – was mir auch gelang.

In den Jahren danach gab es viele Gewichtheber oder Sportler, die mich inspiriert haben. Nach ihrem Vorbild wollte ich Olympiasieger im Gewichtheben und einer der besten Bodybuilder werden. Selbst heute, nach 40 Jahren Kraftsport und Ausdauertraining, habe ich immer noch Idole, die mich zu neuen Höchstleistungen antreiben. Lassen Sie mich von meinem letzten Vorbild erzählen.

Sie – ja, Sie lesen richtig, sie – war eine junge Sportlerin, die mir bei einem Hallen-Ruderturnier vor einigen Jahren aufgefallen war. Die Veranstaltung wurde vom Cherry Creek Athletic Club in Denver, Colorado durchgeführt. Ich hatte ausgiebig trainiert und wollte dort meine persönliche Bestleistung über 2.500 Meter auf der Concept II Rudermaschine einstellen. Ich hielt mich für einen guten Ruderer, denn in der Concept II Weltrangliste stand ich auf Platz 66 von 154 Männern der Altersgruppe von 50-59. Unter den 30 Leichtgewichtlern bis 75kg belegte ich sogar Rang 11. Bei diesem Wettbewerb habe ich eine neue persönliche Bestleistung über 2.500 Meter aufgestellt, allerdings nicht gewonnen. Ich war dem Sieg nicht einmal nahe, sondern belegte den siebten Platz in der Veteranenkategorie. Der Sieger hatte es in 9:03 Minuten geschafft, ich hingegen nur in 9:46. Er und einige andere Teilnehmer zeigten mir, daß ich weit aus besser sein konnte.

Egal wie gut die anderen Teilnehmer auch waren, mich beeindruckte am meisten die Leistung der jungen Sportlerin. Ich glaube, sie wog etwas weniger als ich. Ich kann mich nicht mehr an ihre genaue Zeit erinnern, aber sie lag unter 9:30. Ihre Ruderschläge waren kraftvoll, raumgreifend und flüssig. Sie war unglaublich! Mehr als alle anderen Erfahrungen hat mir diese Leistung gezeigt, daß ich meine Ziele viel zu niedrig gesteckt hatte; ich hatte mich selbst unterschätzt.

Ich habe mich auf diese Frau konzentriert, da die Leistung im Rudern stark von der Körpergröße abhängt. Fast alle Bestzeiten waren von Sportlern aufgestellt worden, die größer und kräftiger waren als ich. Der Beste in der Kategorie der über 50jährigen war gut 20kg schwerer und überragte mich um mindestens 15cm. Deshalb störte es mich nicht, daß er besser war. Doch die Leistung dieser jungen Frau war wirklich eindrucksvoll. Sie hatte mir gegenüber weder einen Größen-, noch einen Gewichtsvorteil und doch überbot sie meine Zeit erheblich. Das legte einen Hebel in meinem Kopf um. Es war wie mit der 4-Minuten »Schallmauer« über die Distanz von einer Meile. Roger Bannister war der Erste, der diese magische Grenze unterbieten konnte. Erst danach glaubten auch andere daran und machten es ihm nach. Die junge Sportlerin spielte für mich eine ähnliche Rolle wie Roger Bannister für die Läufer seiner Zeit.

Nach Hause zurückgekehrt, erreichte ich schon bei der nächsten Trainingseinheit auf dem Ruder-Ergometer eine Zeit, die ich noch einige Tage zuvor für unmöglich gehalten hätte. Mit der Sportlerin aus Denver als Inspiration war ich sicher, meine persönliche Bestleistung noch deutlich steigern zu können. Ich entschied, die nächsten Wochen verstärkt zu trainieren, um einen neuen persönlichen Rekord aufzustellen. Nur drei Wochen später hatte ich es geschafft und konnte der Firma Concept II Inc. eine Zeit von 9:32 Minuten über 2.500 Meter für ihre Weltrangliste melden. Das ist jetzt schon geraume Zeit her, doch das Bonbon kam erst einige Monate später, als Concept II Inc. die Weltrangliste für 1990 veröffentlichte. Die Anzahl der Sportler in der Kategorie der 50- bis 59jährigen hatte sich auf 315 verdoppelt. Ich war auf Platz 95 gelandet. Eine Verbesserung vom mittleren Drittel 1989 zum oberen Drittel 1990. In der Klasse

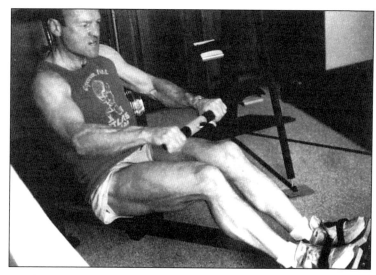

Hochintensives Training an der Concept II Rudermaschine. Dieses Foto wurde von meiner Frau Carol aufgenommen, als ich – imspiriert durch die weibliche Athletin in Denver – eine neue persönliche Bestleistung aufstellte. Foto: Carol Bass

unter 75kg war ich sogar in das obere Viertel vorgerückt.

Dieses Ergebnis hat mich so gefreut, daß ich gleich begann, Pläne für eine weitere Verbesserung im kommenden Jahr zu schmieden. Die Botschaft ist folgende: Die Augen stets nach vorn richten. Suchen Sie sich immer wieder neue Ziele und erweitern Sie Ihren Horizont. Sie werden die Inspirationen finden, die nötig sind, um besser zu werden, als Sie sich momentan vorstellen können. Die üblichen Motivationssprüche lassen mich normalerweise kalt, der folgende aber birgt mehr als nur ein Körnchen Wahrheit: »Was man sich vorstellen kann, kann man auch erreichen!« Wenn Sie sich inspirieren lassen und ein Ziel ins Auge fassen, werden Sie es höchstwahrscheinlich auch erreichen.

Die Erfolgsformel

Wenn es ein Wort gibt, das die Formel für sportlichen Erfolg am besten ausdrückt, dann ist es »Spaß«. Überrascht? Wahrscheinlich, denn die meisten von uns verbinden Training und Diät mit Qual und Entbehrung. Jeder von uns kennt den Satz »Wer schön sein will, muß leiden.« Wenn Sie einmal darüber nachdenken, kann das aber nicht der Weg zum Erfolg sein. Es ist wohl mehr als menschlich, daß man eine Sache nicht lange durchzieht, wenn es nicht auch Spaß macht.

Das soll nicht heißen, daß ein effektives Training immer leicht durchzuführen ist. Im Gegenteil, oft ist es erbarmungslos hart. Disziplin und Willenskraft sind schon vonnöten. Für ein erfolgreiches Training muß man aber Spaß an den Übungen haben. Eine Sache, die Spaß macht, will man auch wiederholen. Wenn Sie etwas nicht mögen, dann werden Sie schnell zu dem Schluß kommen, daß es die Anstrengung nicht wert ist. Ich möchte es noch genauer fassen. Wenn Sie während des Trainings eine tiefe Befriedigung empfinden und deshalb Spaß an der Sache haben, dann ist es sehr wahrscheinlich, daß Sie auch weiterhin trainieren und sich richtig ernähren. Sie werden vermutlich viel erfolgreicher sein, als Sie es sich momentan vorstellen können. Und es kommt noch besser: Die Kombination von Erfolg und Spaß an der Sache wird Sie motivieren, dem Training einen festen Platz in Ihrem Leben einzuräumen.

Sie müssen sich allerdings erreichbare Ziele setzen. Anhaltende Motivation hängt größtenteils von dem Erfolg ab, den Sie erzielen. Bauen Sie keine Luftschlösser, indem Sie sich vornehmen, den Boston Marathon zu gewinnen, wenn Sie gerade erst mit dem Laufen begonnen haben. Der Titel des Mr. Olympia ist für einen Anfänger im Bodybuilding ebenfalls kein geeignetes Ziel. Sie werden kaum nennenswerte Erfolge erzielen, wenn Sie nach den Sternen greifen.

Gerade während einer Diät begehen viele Menschen diesen Fehler. Extrem übergewichtige Personen nehmen sich überschwenglich vor, in nur wenigen Wochen einen Zentner Gewicht zu verlieren. Frust und Versagen sind da vorhersehbar. Jede Woche ein Pfund abzubauen ist dagegen ein Ziel, das jeder erreichen kann. Das bringt uns zum nächsten Punkt unserer Erfolgsformel, dem Feedback (Rückmeldung). Feedback ist wichtig, um die Motivation aufrecht zu erhalten. Positives Feedback beweist Ihnen, daß Sie auf dem richtigen Weg sind, ganz im Sinne der Redensart »Erfolg gebiert Erfolg«.

Es gibt noch einen weiteren Grund, warum ich eine Gewichtsabnahme von einem Pfund pro Woche als Ziel genannt habe. Es ist ein gutes Beispiel für die fließende Erfolgsformel. Es ist nicht nur ein Ziel, das gut zu erreichen ist, sondern auch eines, bei dem man den Erfolg gut nachhalten kann. Das Feedback ist eindeutig, prompt und extrem zufriedenstellend. Lassen Sie es mich so erklären: Während ich an diesem Buch arbeitete, bereitete ich mich auf einen Fototermin in Kalifornien vor; die Fotos sollten in der *Muscle & Fitness* erscheinen. Ich bin eigentlich immer recht schlank, also habe ich entschieden, nur ein halbes Pfund pro Woche abzunehmen. Um meine Fortschritte zu protokollieren, nahm ich jeden Morgen meine Taillenmaße und wog mich. Die Werte schrieb ich auf eine Tafel, direkt neben der Waage im Bad.

Am Freitag habe ich meine Werte dann mit denen vom Freitag der Vorwoche verglichen (es ist besser, einen Wochenvergleich anzustellen, als nur die täglichen Gewichtsunterschiede zu betrachten; die können durchaus schwanken). Am zweiten Freitag meiner Vorbereitung freute ich mich riesig, als ich feststellte, daß ich eineinhalb Pfund abgenommen hatte und mein Taillenumfang einen guten Zentimeter weniger maß. Die Woche davor war nicht so erfolgreich gewesen, da ich, nach nur einer Woche Vorbereitung, noch keine sichtbaren Veränderungen erzielt hatte. Nach zwei Wochen hatte ich diesen Stillstand aber mehr als wettgemacht; die Werte bewegten sich definitiv nach unten und ich war auf dem richtigen Weg. Positive Feedbacks wie diese helfen mir, motiviert zu bleiben. Zudem sind meine Vorgaben leicht zu erreichen. Ich muß nicht hungern und ich habe auch nicht das Gefühl, mich stark einschränken zu müssen. Hätte ich mir als Ziel 5 Pfund pro Woche gesetzt, so hätte ich dieses Ziel nur schwer, vermutlich gar nicht erreicht und würde mich über den Mißerfolg ärgern. Glauben Sie mir, hungern ist weder der richtige Weg, schlank zu werden, noch einen anhaltenden Erfolg zu erleben. Das letzte Element der fließenden Erfolgsformel ist das Angehen von immer neuen und größeren Herausforderungen. Wenn Sie ein Ziel erreicht haben, legen Sie die Meßlatte einfach etwas höher. Ohne das ich es wußte, habe ich die fließende Erfolgsformel schon immer angewandt. Wenn ich heute zurückschaue, dann stelle ich fest, daß dies ein entscheidender Punkt in meinem Training und meiner Ernährung war. Ich habe mir immer wieder neue Ziele gesetzt und diese auch erreicht.

Ebenso wie bei anderen Anfängern hat mein Körper auf die ersten Versuche mit Krafttraining positiv reagiert. Inspiriert durch meinen Vater, war mein erstes Ziel, stärker als meine Freunde zu werden. Nachdem ich das erreicht hatte, trainierte ich für den Sieg beim Schulwettkampf im Pentathlon und errang ihn. Über Städte-, Kreis- und Regionalwettkämpfe im Gewichtheben entschied ich mich mit Ende Dreißig für das Bodybuilding. Auch hier war ich schließlich erfolgreich, siegte in der Klasse der über 40jährigen und gewann den Titel des Mr. America in derselben Klasse.

Ich möchte noch einmal anmerken, daß mein erstes Ziel war, stärker als meine Freunde zu werden, nicht die Weltmeisterschaft im Gewichtheben oder der Titel des Mr. America. Ich habe mein Ziel immer erst dann höher gesteckt, wenn ich ein nahe liegendes erreicht hatte. So habe ich die Meßlatte immer wieder ein Stück höher gelegt, langsam und kontinuierlich. Ich habe mir niemals mehr zugemutet, als ich schaffen konnte. Ohne es zu wissen, habe ich damit die fließende Erfolgsformel angewandt. Es wird Ihnen vermutlich schon aufgefallen sein, daß mein Ausflug zum Hallen-Ruderwettbewerb ein weiteres Beispiel für die Anwendung der fließenden Erfolgsformel darstellt. Ich fing damals gerade an, unregelmäßig und ohne besondere Begeisterung auf dem Concept II Ruderergometer zu trainieren, als ich die Einladung zu besagtem Wettbewerb in meinem Briefkasten fand. Ich dachte damals: »Das ist genau, was du brauchst: Ein Wettkampf, der dich zu einer neuen persönlichen Bestleistung führt.« Wie Dr. Sheehan sagen würde, es war ein neuer Berg am Horizont, den es zu erklimmen galt.

Mein Ziel war es nicht, den Wettbewerb zu gewinnen. Ich habe nicht versucht, alle Teilnehmer zu überbieten, das wäre kein realistisches Ziel gewesen, besonders wenn man die anderen Wettbewerber und ihre Spitzenzeiten nicht kennt. Und eigentlich interessierte es mich auch nicht besonders. Schon vor langer Zeit habe ich begriffen, daß bei Wettbewerben nur die eigene Leistung zählt. Ich konnte die anderen Ruderer nicht beeinflussen, aber eines wußte ich: Wenn ich hart genug trainieren würde, dann konnte ich meine persönliche Bestzeit verbessern. Für mich war das ein angemessenes Ziel. Ein Ziel, das mir ein positives Feedback geben würde. Kurz gesagt, ich habe mein Trainingsprogramm auf Erfolg getrimmt. Das Erreichte erlaubte mir, zufrieden mit meinem Erfolg zu sein, auch wenn es nur ein 7. Platz war.

Vielleicht noch wichtiger war aber, daß ich wieder einmal Grund hatte, die Meßlatte höher zu setzen. Ich beobachtete die anderen Teilnehmer, besonders die junge Frau und schuf so eine realistische Grundlage für die neue Herausforderung. Es wäre unsinnig gewesen, als Ziel den Sieg über die körperlich überlegenen Ruderprofis zu wählen. Die Leistung der jungen Frau war dagegen ein nahes Ziel, sie hat mich inspiriert, meine persönliche Bestzeit höher zu schrauben und damit einen vorderen Rang in der Concept II Weltrangliste einzunehmen. Die fließende Erfolgsformel hatte wieder einmal funktioniert: Erfolg gebiert Erfolg.

Das sollte auch Ihre Erfolgsformel werden: Ziele, Feedback und neue Herausforderungen. Behalten Sie dies im Sinn, wenn wir jetzt zu weiteren Änderungen der Lebensweise kommen, die Ihnen zu einem ultraschlanken Körper verhelfen. Und vergessen Sie niemals, Ihre Erfolge zu genießen.

*

DAS DREI-SÄULEN-MODELL
GRUNDLAGE FÜR ULTRASCHLANKE KÖRPER

Wie es funktioniert

Als Anwalt schaue ich mir ein Gesetz immer genau an und versuche zu verstehen, was der Gesetzgeber damit erreichen will. So fällt es mir leichter, bestimmte Paragraphen für einen Clienten zu nutzen. Genauso gehe ich an Sport und Ernährung heran: Ich versuche das »Wie« und das »Warum« hinter einer Diät oder einem Trainingsplan zu ergründen. Erst dann entscheide ich, ob es Sinn macht, ein bestimmtes Programm einzusetzen.

Viele Menschen haben bereits einen sechsten Sinn dafür, ob ein Lebensmittel gesund ist. Sie wissen auch, daß sie Gewicht verlieren, wenn sie weniger essen. Und sie wissen, daß Sportler, die mit Gewichten trainieren, über mehr Muskelmasse verfügen als solche, die keinen Sport treiben. Mehr als dieses Allgemeinwissen ist allerdings selten vorhanden. Planlos wird hier und dort eine Mahlzeit ausgelassen, der Einkaufsbummel als Training gezählt und im Fitness-Studio wird ein wenig mit den Hanteln herumgespielt, in der Hoffnung, daß es dem Körper schon irgendwie zugute kommt. Nicht wenige erwarten entscheidende Fortschritte über Nacht, doch die Enttäuschung am nächsten Morgen kommt bestimmt.

Sicher wird man auch mit einem derart halbherzigen Programm eine kleine Verbesserung der Form erzielen. Doch wenn Sie maximale Ergebnisse bei minimalem Aufwand wollen, dann müssen Sie die Bedeutung von korrekter Ernährung, Ausdauertraining und Bodybuilding für ein Fettabbau-Programm schon genauer kennen. Wenn ich ein Seminar gebe, weise ich immer darauf hin, daß ich erst nach meiner Einführung

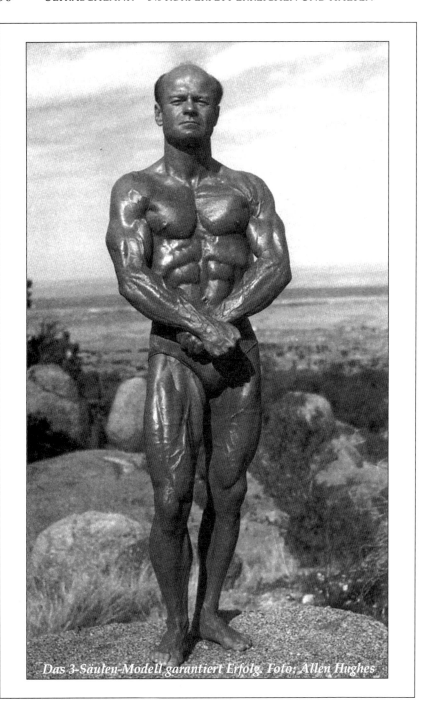

Das 3-Säulen-Modell garantiert Erfolg. Foto: Allen Hughes

Fragen aus dem Publikum akzeptiere. Diese Einführung dauert etwa 20 Minuten und beinhaltet genau diese drei Elemente und deren Funktion. Erst wenn das »Wie« und das »Warum« verstanden wurde, kann jeder Zuhörer mein Programm auf seine persönliche Situation anpassen. Dieses Kapitel wird Ihnen helfen, die Ernährungs- und Trainingsprinzipien hinter dem Ultraschlank-Programm zu verstehen und anzuwenden.

Die Ernährung

Im ersten Kapitel wurde schon erwähnt, daß streng kalorienreduzierte Diäten keinen dauerhaften Erfolg garantieren. Massive Einschränkungen bei der Ernährung führen fast immer zu Mißerfolgen. Sie erzeugen Hungergefühle und Unwohlsein, sowie das quälende Gefühl, sich fortwährend einschränken zu müssen. Die Situation verschärft sich, je länger man eine Diät durchführt und irgendwann, früher oder später, ist es mit der Beherrschung vorbei und die »Freßorgie danach« setzt ein. Schon bald ist das alte Gewicht wieder erreicht oder gar überschritten, zusätzlich hat sich durch den Verlust an Muskelmasse der Grundumsatz verringert und der Körper produziert verstärkt fettaufbauende Enzyme. Ist die Diät vorbei, wird der Körper das verlorene Fettgewebe deshalb sehr schnell wiedergewinnen.

Die bekannte Talkshow-Moderatorin Oprah Winfrey kann uns als weiteres, eindrucksvolles Beispiel für das Versagen von streng kalorienreduzierten Diäten dienen. Nach einer Flüssig-Diät hatte Oprah in nur wenigen Wochen 30kg verloren. Nach der Diät nahm sie aber schnell wieder zu – allerdings hat sie nie verraten, wieviel. »Das war meine letzte Diät,« verkündete sie enttäuscht ihren Zuschauern. Ich hoffe, daß jene, die ihren anfänglichen Erfolg so begeistert verfolgt haben, daraus gelernt haben. Streng kalorienreduzierte Diäten funktionieren nicht – jedenfalls nicht lange.

»Der Körper kann seine Fettzellen einfach nicht so schnell schrumpfen und gleichzeitig den Kalorien-Grundumsatz erhöhen,« sagt Dr. George Blackburn, Leiter des Ernährungswissenschaftlichen Labors im Deaconess Hospital in Neu England (die Ironie dabei: Er tritt häufiger als Experte für Ernährung und Diäten in Oprahs Talkshow auf). »Die Bereitschaft des Körpers, verlorenes Fettgewebe wieder aufzubauen, ist nach einer raschen Gewichtsabnahme dreimal höher, als nach einem länger dauernden, mäßigen Gewichtsverlust«, erklärt Dr. Blackburn im *Tufts University Diet & Nutrition Letter*.

Also, welche Rolle nimmt die Ernährung in unserem Ultraschlank-Programm ein? Zunächst muß sie so geplant werden, daß der Körper alle lebensnotwendigen Nährstoffe erhält: Kohlenhydrate, Protein, Fett, Vitamine und Mineralstoffe. Darüber hinaus muß ein Kaloriendefizit erreicht werden und trotzdem – das ist der schwierige Teil – sollten Sie das Gefühl haben, satt zu werden. Die Ultraschlank-Ernährung entspricht exakt diesen Anforderungen.

Das jedenfalls ergab meine Untersuchung an der Cooper Klinik in Dallas 1988. Die Ernährungswissenschaftlerin Cindy Kleckner stellte damals fest:»Ich kann mich über Ihre Ernährung nur positiv äußern. Sie ist nicht nur nahrhaft und gesund, sondern auch realistisch. Viele Leute muten sich einfach zuviel zu, sie schränken sich zu stark ein. Selbst ich könnte so eine Diät nicht durchhalten. Ihre Ernährung dagegen erscheint mir optimal, sie erhält von mir eine ›Eins plus‹. Sie erhalten alle wichtigen Nährstoffe, übertreiben es aber nicht, wie so viele andere.«
Die Cooper Klinik hat meine Ernährung auch mit einer Computeranalyse getestet. Dr. Arnie Jensen, der bereits erwähnte Experte für Präventivmedizin, bezeichnete das Ergebnis als »überragend«. Er fügte hinzu:»Es ist interessant, daß selbst ihre Spurenelement-Werte in bester Ordnung sind. So etwas sieht man bei einer Ernährungsanalyse selten.«

Es ist kein Zufall, daß mein Ernährungsprogramm die Hürden der Cooper Klinik ohne Probleme gemeistert hat. Einige Jahre zuvor hatte ich selbst erschrocken feststellen müssen, daß Hungern mehr Fett auf-, als abbaut. Während der Vorbereitungen auf den Mr. America über 40-Wettbewerb und für einen anschließenden Fototermin hatte ich meine Kalorienzufuhr so stark reduziert, daß ich zwar an Gewicht verlor, mein Körperfettanteil aber zunahm, wie durch Unterwasserwiegen ermittelt wurde. Ebenso wie Oprah Winfrey und ich einige Jahre zuvor haben es die meisten Leute beim Abnehmen sehr eilig. Sie wollen einfach nicht einsehen, daß Hungern auf lange Sicht nicht zu weniger, sondern zu mehr Körperfett führt. Fast täglich bekommen wir Briefe und Telefonanrufe von Personen, die sich einer strengen Diät unterziehen wollen, um, wie sie meinen,»schnell« Fett zu verlieren. Auch wenn es schwer vorstellbar ist: eine weniger strenge Diät, genauer gesagt, mehr essen, macht Sie langfristig viel schlanker.

Die Gründe dafür dürften selbst den hartnäckigsten Skeptiker überzeugen. Der bereits angeführte Dr. Blackburn ist der Meinung, daß der Gewichtsverlust nicht schneller vonstatten geht, je weniger Kalorien

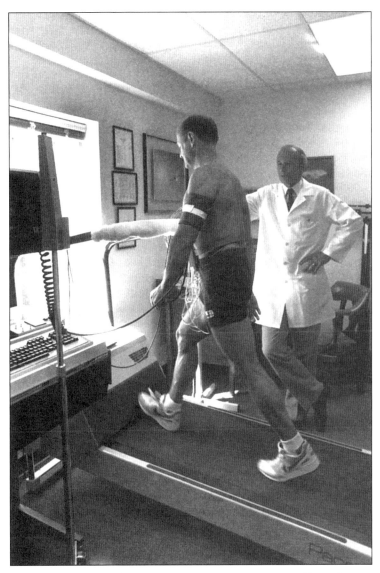

Dieses Foto wurde bei meinem ersten Zusammentreffen mit Dr. Kenneth Cooper aufgenommen. Sein Buch »Aerobics« hatte mich von den Vorzügen des Ausdauertrainings überzeugt. Die umfangreichen Tests an der Cooper Klinik bewiesen: Ich war in Top-Form! Foto: Justin Joseph

man aufnimmt. So bringt eine 420 Kalorien-Diät nicht mehr Gewichtsverlust als eine 800 Kalorien-Diät, »da der Körper den Stoffwechsel der
Kalorienzufuhr anpaßt«, wie Dr. Blackburn sagt. Es ist also schlicht
falsch, zu behaupten, je strikter eine Diät sei, desto besser wirke sie.

Lassen Sie mich einmal deutlich machen, was eine 800-Kalorien-Diät
bedeutet. Ein Mann, der sich den ganzen Tag über kaum bewegt (etwa
bei Bettlägerigkeit) verbrennt 25 bis 30 Kalorien pro Kilo Körpergewicht
und Tag. Ein mäßig aktiver Mann verbrennt 30 bis 35 Kalorien pro Kilo
Körpergewicht am Tag und eine sehr aktiver Mann entsprechend 35 bis
40 Kalorien. Ein mäßig aktiver Mann von 75kg Gewicht soll uns als Beispiel dienen: Sein Grundumsatz (d.h. die Kalorien, die der Körper allein
zur Erhaltung des Gewichts braucht, ohne dabei zu- oder abzunehmen)
liegt bei 2.475 Kalorien (33 x 75 = 2.475). Eine 800 Kalorien-Diät würde bei
diesem Mann ein Kaloriendefizit von 67% erzeugen! Das ist, als wollte
man eine Rechnung über 100 Mark mit drei Zehnern begleichen. Es
funktioniert einfach nicht; das ist ein Hungerstreik, aber keine sinnvolle
Diät. Und es bleibt die Feststellung, daß die Gewichtsabnahme nicht beschleunigt wird. Einschränkungen dieser Art führen nur zu Mattigkeit,
nagendem Hunger und Depressionen. Nach kurzer Zeit kommt es überdies zu Nährstoffmängeln, die das Unwohlsein noch verstärken – der
Mißerfolg ist garantiert.

Frauen besitzen weniger Muskel- und mehr Fettgewebe als Männer.
Deshalb verbrauchen sie etwa 10 bis 15% weniger Kalorien. Eine mäßig
aktive Frau von 60kg Gewicht hat einen Grundumsatz von 1.740 Kalorien
(29 x 60 = 1.740). Diese Rechnung macht deutlich, daß auch Oprah Win-
freys 800 Kalorien-Diät viel zu niedrig angesetzt war.

Es macht einfach keinen Sinn, die Kalorienzufuhr so stark einzu-
schränken. Ich würde Ihnen empfehlen, nicht mehr als ein Pfund pro
Woche zu verlieren. Damit wird die Kalorienaufnahme kaum merklich
reduziert. Das ist eine einfache, aber hochwirksame Formel für erfolgrei-
chen und anhaltenden Fettverlust. Ich gebe Ihnen ein konkretes Beispiel:
Ich selbst wiege 72kg und bin sehr aktiv. Demnach habe ich einen Grund
umsatz von 2.736 Kalorien pro Tag (38 x 72). Um in einer Woche ein
Pfund Körperfett zu verlieren, das einem Brennwert von 3.500 Kalorien
entspricht, muß ich pro Tag nur 500 Kalorien einsparen (500 x 7 = 3.500).
(Anmerkung des Verlages: Natürlich entspricht ein Pfund Nahrungsfett
4.500 Kalorien, selbst ein US-Pfund weist bei 453,5 Gramm 4.081,5 Kalorien auf. Im Unterschied dazu enthält Körperfettgewebe aber auch Was-

ser, das keinen Brennwert hat, daher die niedrigere Kalorienzahl.)

Am besten läßt sich das erreichen, indem man weniger ißt und mehr trainiert. Allerdings braucht es nur etwas weniger Nahrung und etwas mehr Sport. Ich würde mir vornehmen, nur die Hälfte des gewünschten Defizits, also 250 Kalorien, bei der Ernährung einzusparen, indem ich meine Kalorienaufnahme von 2.736 Kalorien auf 2.486 reduziere – wie Sie unschwer feststellen können, mehr als dreimal soviel wie bei einer 800 Kalorien-Diät. Die restlichen 250 Kalorien pro Tag sollten durch Sport – Ausdauertraining und Bodybuilding – verbraucht werden. Indem ich mehr Muskeln aufbaue, verbrenne ich auch mehr Kalorien. Tatsächlich hat sich die Kombination von leicht reduzierter Kalorienzufuhr und sportlichem Training bewährt. Eine Diät allein, auch wenn die Nahrungsaufnahme maßvoll reduziert wird, zeigt keinen durchschlagenden Erfolg. Dafür ist unser Körper zu flexibel; schon nach kurzer Zeit paßt er seinen Kalorienbedarf an und der Gewichtsverlust verlangsamt sich, bzw. hört ganz auf. Deshalb führt allein das Drei-Säulen-Modell durch die Kombination von maßvoller Kalorienbeschränkung, Ausdauertraining und Bodybuilding zu einem dauerhaften Erfolg. Lassen Sie uns nun genauer auf das Training eingehen.

Ausdauertraining

In früheren Jahren habe ich von aeroben Übungen, sprich Ausdauertraining, nicht viel gehalten. Ich habe mich total auf das Krafttraining konzentriert. Wie schon erwähnt, zählte zu meinem Schüler-Fünfkampf auch ein Hürdenlauf über 300 Meter. In dieser Disziplin habe ich damals nicht besonders gut abgeschnitten, auch wenn es für den Sieg gereicht hat. Ich hatte mein Lauftraining im Vergleich zu den anderen vier Disziplinen stark vernachlässigt. Als Ringer habe ich zu meiner Schulzeit einmal den zweiten Platz bei einer Landesmeisterschaft belegt. Unser Trainer hat uns damals immer wieder aufgefordert, nach dem Training noch zu laufen, um die Ausdauer zu verbessern. Wir haben ihn nicht ernst genommen. So war ich bei Wettkämpfen zu Anfang oft stärker als mein Gegner, doch schon bald hing mir buchstäblich die Zunge aus dem Hals, so erschöpft war ich, weil mir die Ausdauer fehlte. In meiner Schulzeit und während des Jurastudiums habe ich ebenfalls kein Ausdauertraining betrieben.

Meine nächste Begegnung mit Ausdauertraining hatte ich während des Wehrdienstes bei der Air Force. Ich erinnere mich sehr gut an

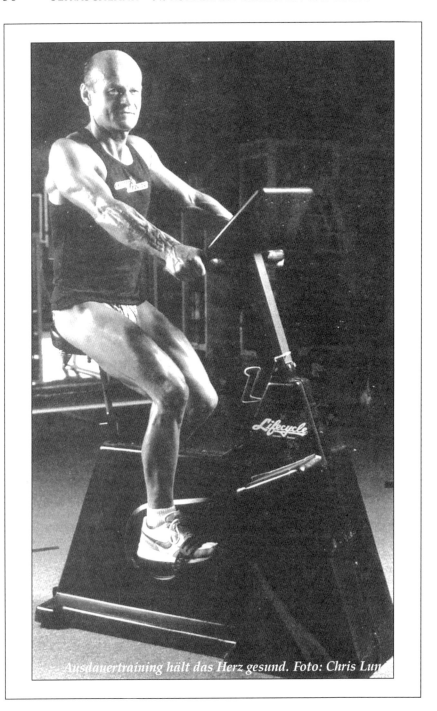

Ausdauertraining hält das Herz gesund. Foto: Chris Lun

schmerzende Füße und einen riesenhaften Offizier, der mich »big boy« nannte und seine helle Freude daran hatte, mich über den Appellplatz zu hetzen. Sie werden verstehen, daß diese Erfahrung meine Begeisterung für das Ausdauertraining nicht gerade gesteigert hat. Erst Jahre später kam ich zur Einsicht, als ich »Aerobics« las, den 1968 veröffentlichten Bestseller von Dr. Kenneth Cooper. Sein revolutionäres Buch zeigte mir und Millionen Anderen die gesundheitlichen Vorteile, die ein Ausdauertraining mit sich bringt. Erst da war ich bereit, aerobe Übungen in mein Krafttraining einzubauen. Ich begann, mehr oder weniger regelmäßig zu joggen und wurde sogar Mitglied im »Albuquerque Roadrunners Club«, einem Sportverein, der wöchentliche Lauf-Wettbewerbe veranstaltete. Ich habe heute noch einige Urkunden davon, zumeist waren es dritte oder vierte Plätze, einmal sogar ein Sieg.

Das waren meine ersten Begegnungen mit dem Laufsport. Im Wettbewerb mit anderen Männern meines Alters gelang es mir schließlich, eine Meile (1,62 Kilometer) unter sechs Minuten zu laufen. Im Vergleich zu Top-Läufern kein besonderes Ergebnis, für mich aber schon ein großer Erfolg. Ich hatte den ganzen Sommer lang trainiert, um die 6-Minuten Grenze zu unterschreiten und ich war wirklich zufrieden, als es mir schließlich gelang. Zum ersten Mal hatte der Ausdauersport mir ein Erfolgsgefühl vermittelt. Ein Gefühl, daß ich sonst nur beim Training mit Hanteln gehabt hatte, doch der Unterschied war eigentlich nicht so groß: Ich hatte mir ein erreichbares Ziel gesteckt, hart gearbeitet und konnte einen Erfolg verbuchen. Ich hatte letztlich nur die fließende Erfolgsformel angewandt. Doch selbst zu diesem Zeitpunkt war mir die entscheidende Rolle des Ausdauertrainings beim Fettabbau noch nicht bewußt.

1977 stellte Dr. Ulrich C. Luft vom Lovelace Medical Center bei mir einen Körperfettanteil von 2,4% fest. Allerdings folgte ich damals noch immer einem Zwei-Säulen-Programm: Korrekte Ernährung und Gewichtheben, mit Ausnahme einer 20-Meilen Fahrradstrecke, die ich einmal pro Woche absolvierte. So gewann ich 1978 den Mr. America über 40 und 1979 im gleichen Wettkampf den Titel des muskulösesten Athleten (Most Muscular Award).

Erst nach der Lektüre des Buches »Fit Or Fat« von Covert Bailey (Houghton Mifflin 1977) entdeckte ich die magische, fettabbauende Wirkung des Ausdauertrainings. Von da an nahmen aerobe Übungen einen höheren Stellenwert in meinem Trainingsprogramm ein. Mein Interesse war geweckt, und schon bald machte das Ausdauertraining die Hälfte meines gesamten Trainingspensums aus. Bei dieser Verteilung ist es bis heute geblieben. Doch was genau sind »aerobe Übungen«? Welche gesundheitlichen Vorteile bieten sie? Warum eignen sie sich so gut für den Fettabbau? Vereinfacht ausgedrückt, sind aerobe Übungen Training »mit Sauerstoff«, während anaerobe Übungen, wie z.B. das Bodybuilding, »ohne Sauerstoff« ablaufen. Aerobe Übungen trainieren das Herz, die Lungen und das Kreislaufsystem für einen effektiveren Sauerstofftransport in die Muskeln. Gleichzeitig wird das Muskelgewebe veranlaßt, den angelieferten Sauerstoff effektiver zu nutzen. Das Entscheidende dabei ist aber, daß Fett nur in Anwesenheit von Sauerstoff, also aerob verbrannt werden kann, während Glucose in Form von Blutzucker oder Muskelglycogen vorwiegend anaerob, also ohne Sauerstoff verstoffwechselt wird.

Ein Langstreckenlauf zum Beispiel ist ein aerobes Training, ein 100 Meter Sprint oder Krafttraining sind Beispiele für anaerobe Belastungen. Der Unterschied zwischen aerob und anaerob liegt in der Dauer und der Intensität. Aerobes Training ist gekennzeichnet durch eine niedrige bis mittlere Intensität; also nur so anstrengend, daß man es längere Zeit durchführen kann. Anaerobes Training dagegen ist kurz und intensiv, dabei so energiezehrend, daß es nicht lange durchgeführt werden kann. Im Muskel entsteht Milchsäure – weil der Sauerstoffbedarf eben nur anaerob gedeckt werden kann – und er muß die Arbeit einstellen. Aerobes Training dagegen erzeugt keine Sauerstoffschuld, die Muskeln verbrauchen genauso viel Sauerstoff, wie sie durch die Atmung aufnehmen. Man könnte die beiden Energiesysteme noch eingehender erklären, doch ehrlich gesagt, mir hat es nie geholfen, in solchen Kategorien zu denken.

Für die Praxis reicht eine Faustregel: Ein Lauf ab 800 Metern ist eine überwiegend aerobe Tätigkeit, ebenso wie alle Übungen, die nicht über 80% der maximalen Pulsrate hinausgehen. Strengen Sie sich noch mehr an, greift der Körper auf die anaerobe Energieversorgung zurück. Es ist aber nicht nötig, ständig auf den Herzschlag zu achten. Merken Sie sich einfach, daß eine Übung, die Sie mehrere Minuten bei konstanter Atmung durchführen können, aerob ist; sie verbessert die Sauerstoffaufnahme und die Ausdauer.

Aerobes Training verspricht viele gesundheitliche Vorteile. Die Ergebnisse der Untersuchung an der Cooper-Klinik, bei der Tausende von Männern und Frauen fast ein Jahrzehnt lang untersucht wurden, haben die lebensverlängernde Wirkung aeroben Trainings eindrucksvoll bewiesen. Aerobes Training senkt das Risiko, einen Schlaganfall oder Herzinfarkt zu erleiden ebenso, wie an Bluthochdruck und Diabetes zu erkranken.

Die fettabbauende Wirkung des Ausdauertrainings hat mehrere Ursachen. Regelmäßiges Ausdauertraining verbrennt Kalorien; das bedeutet, daß Sie nicht so viele Kalorien bei der Ernährung einsparen müssen, um abzunehmen. So können Sie Fett verlieren, ohne zu hungern. Körperliche Aktivität hat den größten Einfluß auf den Energieverbrauch des Menschen. Profisportler können ihren Energiebedarf bei drei bis vier Stunden täglichem Training mehr als verdoppeln. Durch Ausdauerübungen, die viele Muskeln gleichzeitig fordern wie z.B. Skilanglauf, Rudern oder Langstreckenlauf kann der Energieverbrauch gegenüber dem Ruhezustand um das zehnfache ansteigen. Natürlich sind das Extremwerte, doch sie zeigen nur zu gut, welches Potential für die Fettverbrennung ein regelmäßiges, aerobes Training bietet. Sie müssen natürlich nicht drei bis vier Stunden pro Tag trainieren, um schlank zu werden. Sie müssen auch nicht so intensiv trainieren, daß Sie den Kalorienverbrauch Ihres Körpers verzehnfachen. Sie werden es kaum glauben, aber schon ein Spaziergang jeden Tag macht einen deutlichen Unterschied. Lassen Sie uns das einmal nachrechnen.

Eine 70 Kilo schwere Person verbrennt beim Spazierengehen etwa 60 Kalorien pro Kilometer (schwerere Leute verbrauchen mehr Kalorien, leichtere weniger). Ein Drittel davon, 20 Kalorien, würde diese Person schon beim Stillsitzen verbrauchen. Die übrigen 40 Kalorien mögen auf den ersten Blick recht dürftig erscheinen, wenn man bedenkt, daß erst 3500 eingesparte Kalorien ein Pfund Körperfett weniger bedeuten. Aber das täuscht: Mit der Zeit addieren sich diese wenigen Kalorien.

Ich gehe sowohl nach dem Mittagessen, als auch nach dem Abendessen für eine halbe Stunde spazieren, zusammen etwa 5 Kilometer pro Tag. Dabei verbrenne ich pro Kilometer 40 Kalorien mehr, als wenn ich im Büro am Schreibtisch sitze. Das entspricht einem Pfund Fett in 18 Tagen (3500 : 200), oder 20 Pfund Fett im Jahr (365 : 18). Anders ausgedrückt, der einstündige Spaziergang jeden Tag erlaubt es mir, 70.000 Kalorien im Jahr mehr zu verzehren, ohne zuzunehmen!

Lassen Sie mich noch ein weiteres Beispiel dafür anführen, welche Auswirkungen ein regelmäßiges, leichtes Training hat: Wenn Sie zweimal pro Woche jeweils zwei Stunden Golf spielen, verbrauchen Sie dabei

700 Kalorien. Wiederum nicht sehr beeindruckend, doch über das Jahr gerechnet, entspricht das einem Abbau von 10 Pfund Fettgewebe – vorausgesetzt, daß die Nahrungszufuhr konstant bleibt.

Die Skeptiker unter Ihnen werden jetzt vielleicht annehmen, daß der Körper versuchen wird, den erhöhten Kalorienverbrauch durch vermehrtes Essen auszugleichen. Das ist aber nicht der Fall, weil regelmäßiges Training die Funktion des Appetit-Kontrollzentrums im Gehirn verbessert. Aktive Leute können Energieverbrauch und Kalorienaufnahme besser ausbalancieren als solche, die sich nur wenig bewegen. Klingt logisch, oder? Aktive Personen verbrennen mehr Kalorien und haben deshalb einfach mehr »Spielraum« bei der Nahrungszufuhr. Untrainierte Menschen dagegen fallen einer schleichenden Gewichtszunahme zum Opfer. Obwohl sie oft nur geringfügig mehr essen, als sie verbrennen, geschieht dies doch regelmäßig. So wird nach und nach immer mehr Fettgewebe aufgebaut, was sich schließlich in einem eindrucksvollen »Rettungsring« um die Taille bemerkbar macht.

Natürlich erfordert harte körperliche Arbeit oder ein hartes Training eine höhere Kalorienzufuhr. Holzfäller, Bauarbeiter oder Ausdauerathleten essen unweigerlich mehr, weil sie viele Stunden pro Tag arbeiten oder trainieren und damit auch viel mehr Kalorien verbrennen, als inaktive Personen. Doch selbst Radrennfahrer oder Marathonläufer, die im Schnitt etwa 6000 Kalorien pro Tag zuführen, haben nicht mit übermäßigem Fettansatz zu kämpfen. Ganz offensichtlich verbrennt ihr Körper nicht nur die mit der Nahrung zugeführten Kalorien, sondern das normalerweise vorhandene Körperfett gleich mit!

Für uns ist wichtig, daß ein kurzes, aber regelmäßiges Training nicht zu einer vermehrten Nahrungsaufnahme führt. Als Beleg dafür mag eine Untersuchung mit Studentinnen dienen, alles Sportlerinnen, die in der Schwimm-Mannschaft und im Tennisteam ihrer Hochschule aktiv waren. Ihre tägliche Kalorienzufuhr wurde über 5 Monate beobachtet, und zwar während der Wettkampfsaison, in der regelmäßig trainiert wurde, und danach, als nur noch ein unregelmäßiges Training stattfand. Das Schwimmtraining in der Wettkampfsaison dauerte jeweils zwei Stunden pro Tag, das Tennistraining machte eine Stunde täglich aus. Die Schwimmerinnen aßen zwar gut 15% mehr als die Tennisspielerinnen, doch innerhalb einer Gruppe unterschied sich die Kalorienaufnahme nur unwesentlich. Nach der Wettkampfsaison, als weniger trainiert wurde, war kein großer Unterschied in der Kalorienaufnahme festzustellen.

Weder Schwimmen noch Tennisspielen schien den Appetit merklich zu steigern.

Ausdauertraining birgt noch weitere Vorteile für den Fettabbau. Es führt nämlich dazu, daß man auch nach dem Training noch zusätzliche Kalorien verbrennt. Wieviel und wie lange hängt davon ab, wie lange und wie intensiv trainiert wird. Einige Beispiele aus dem Buch »The Weighting Game« von Dr. Lawrence E. Lamb (Lyle Stuart, 1988) werden Ihnen die Augen öffnen. Bei einer Untersuchung mußten die Probanden auf dem Laufband 15 Kilometer bei einer Geschwindigkeit von 6,5km/h zurücklegen. Während des Trainings auf dem Laufband erhöhte sich die Stoffwechselrate um das fünffache; das war zu erwarten. Doch auch nach dem Training lag die Stoffwechselrate noch sechs Stunden lang 15% über dem Normalwert.

Sie werden kaum Lust verspüren, 15 Kilometer zu gehen, aber dieses Beispiel zeigt ein weiteres Mal, daß selbst ein gewöhnlicher Spaziergang schon zu einem effektiven Fettabbau führt. Ein verstärktes Training bringt natürlich noch bessere Ergebnisse. Eine Versuchsperson trainierte 80 Minuten bei einer Rate von 75% der Maximalkapazität; »ein anstrengendes Training«, wie Dr. Lamb feststellte. Doch die Auswirkung auf den Kalorienverbrauch nach dem Training waren ebenfalls gravierender: Noch 12 Stunden später lag der Grundumsatz um 19,3% über dem Normalwert!

Das letzte Beispiel soll die nachhaltige Wirkung eines leichten Trainings illustrieren: Zwei Frauen und zwei Männer trainierten bei einer Rate von 35 bis 55% der maximalen Sauerstoffaufnahme jeweils 20 Minuten auf einem Fahrradergometer. Während des Trainings war ihr Grundumsatz um das 3,6-fache erhöht. Aber noch 40 Minuten nach dem Training lag der Grundumsatz 13% höher als normal. Anschließend ließ man die Leute ein zweites Mal in die Pedale treten, wiederum 20 Minuten lang. Interessanterweise lag 40 Minuten nach dieser zweiten Trainingseinheit der Grundumsatz 22% über dem Normalwert. Das beweist nicht nur die positive Wirkung eines leichten Trainings, sondern auch den sich addierenden Effekt mehrerer kurzer Trainingseinheiten.

Abschließend möchte ich auf einen weiteren Vorteil aerober Übungen hinweisen, auf den ich in Covert Baileys Buch »Fit Or Fat« gestoßen bin: Regelmäßiges aerobes Training verwandelt Ihren Körper von einem »Zuckerverbrenner« in einen »Fettverbrenner«. Wie bereits erwähnt, kann der Körper durch Ausdauertraining mehr Sauerstoff aufnehmen.

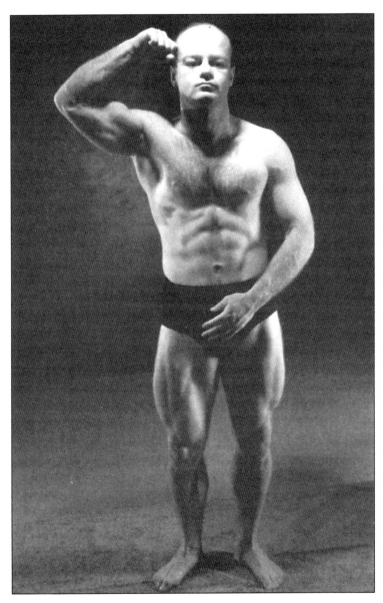

So habe ich ausgesehen, bevor ich Ausdauertraining in mein Programm aufnahm. Ich hatte reichlich Muskeln, aber auch viel Fett am Körper. Foto: Milner Studio

Mit diesem zusätzlichen Sauerstoff können Sie dann mehr Fett verbrennen. Mit anderen Worten: Aerobes Training erlaubt dem Körper, vermehrt Energie aus den eigenen Fettdepots zur Energiegewinnung einzusetzen, das dann in den Muskeln verbrannt wird.

Durch Bailey wurde mir klar, warum untrainierte Personen zunächst nicht so effektiv Fett abbauen, wenn sie ein Trainingsprogramm aufnehmen. Während des Trainings verbrennen diese Personen vornehmlich Blutzucker und die in Leber und Muskeln gespeicherten Kohlenhydrate. Erst mit zunehmender Gewöhnung an das Training kommt die Fettverbrennung in Gang. Je mehr und je länger sie trainieren, desto besser funktioniert die Fettverbrennung. Ausdauersportler auf Weltklasse-Niveau sind reinste Fettverbrennungsöfen. Ausdauertraining regt auch die Produktion fettabbauender Enzyme an, was den Einsatz von Körperfett zur Energiegewinnung zusätzlich fördert. Gut trainierte Ausdauersportler verfügen über sehr viel höhere Enzymspiegel und können entsprechend viel Fett verbrennen.

Der menschliche Körper ist die reinste Wundermaschine. Er kann sich auf alle Arten von Streß einstellen. In diesem Fall ist das Ausdauertraining der Streßfaktor und die verbesserte Sauerstoffaufnahme und -ausnutzung, sowie die vermehrte Produktion fettabbauender Enzyme die Anpassungsreaktion des Körpers. Kurz gesagt, regelmäßiges Ausdauertraining schaltet Ihren Körper auf Fettverbrennung um. Der Stoffwechsel verändert sich, und Sie werden auf natürliche Weise schlank. Jetzt werden Sie verstehen, warum Ausdauertraining heute in meinem Trainingsprogramm ebenso viel Raum einnimmt, wie das Bodybuilding. Ich habe lange gebraucht, um seine Bedeutung für einen schlanken Körper zu erkennen. Ich hoffe aber, daß Sie schlauer sind als ich und Ausdauertraining schon jetzt mit anderen Augen sehen. Jetzt will ich Ihnen die – nicht minder wichtige – Rolle des Trainings mit Gewichten im Kampf um einen ultraschlanken Körper erklären.

Bodybuilding

Wie schon erwähnt, hat Covert Baileys Buch »Fit Or Fat« mein Training stark beeinflußt. Eines hat Bailey aber vergessen: Sein Fettabbauprogramm ließ das Training mit Gewichten außen vor. Merkwürdig, denn er wußte um die Bedeutung des Muskelgewebes für den Abbau von Körperfett:»90% aller Kalorien, die vom Körper verbrannt werden,« schrieb er, »werden im Muskelgewebe verstoffwechselt, selbst wenn man völlig passiv ist, also nicht trainiert.« Er wies sogar darauf hin, daß Muskelgewebe selbst im Schlaf Kalorien verbrennt. »Also, wenn Sie mehr Kalorien verbrennen wollen,« faßt er zusammen, »dann sollten Sie über soviel Muskelgewebe wie möglich verfügen.« Trotzdem empfahl er kein Bodybuilding. Bailey sah im Training mit Gewichten wohl nur den Sinn, stärker zu werden. Was den Fettabbau und körperliche Fitness anging, lautete seine Empfehlung schlicht: Ausdauertraining. Nun, Bailey hielt Bodybuilding für eine ziemlich nutzlose Form des Trainings. Für ihn war anaerobes Training sinnlos, da es seiner Auffassung nach nur wenig Kalorien und fast gar kein Fett verbrennt. Er warf das Bodybuilding in einen Topf mit dem Versuch, an einer bestimmten Stelle des Körpers Fett abzubauen:»Das Ergebnis sind einfach größere Muskeln, auf denen immer noch dieselben Fettdepots sitzen,« schrieb er.

In einem Punkt muß ich ihm recht geben: Der Versuch, durch gezieltes Training an einer Stelle des Körper besonders viel Fett abzubauen, funktioniert wirklich nicht. Egal, mit wie vielen Situps Sie sich quälen, Sie werden kräftigere Bauchmuskeln bekommen, aber kaum Fett am Bauch verlieren. Die Theorie, daß Fettgewebe dort reduziert werden kann, wo die Muskeln gerade besonders intensiv trainiert werden, hat sich längst als falsch erwiesen. Trotz wiederholter Versuche konnte bislang nicht nachgewiesen werden, daß Fettsäuren aus dem umliegenden Gewebe von gerade beanspruchten Muskeln in größerer Menge freigesetzt werden, als in anderen Bereichen des Körpers. Ein anschauliches Beispiel dafür gibt eine Untersuchung an Profi-Tennisspielern ab. Bei ihnen wurde das Unterhaut-Fettgewebe des Spielarms, der beim Tennis extrem beansprucht wird, mit dem des passiven Arms verglichen. Wie zu erwarten war, waren die Muskeln des Spielarms wesentlich besser ausgebildet. Doch wurde an beiden Unterarmen die gleiche Menge Fettgewebe festgestellt.

Ein weiteres Beispiel, das den Befürwortern eines umfangreichen Bauchtrainings noch weniger gefallen dürfte, wird im Buch »Exercise Physiology« angeführt. Bei dieser Untersuchung trainierten die Probanden täglich Situps, über einen Zeitraum von 27 Tagen. Dann wurde diesen Leuten Fettgewebe aus der Bauchregion, dem oberen Rückenbereich und der Gesäßregion entnommen. Das Fettgewebe im Bauchbereich hatte nicht stärker abgenommen, als die Fettpolster in den anderen Bereichen des Körpers. Covert Bailey erklärt das Versagen des punktuellen Fettabbaus (spot reducing) folgendermaßen:»Unterhautfettgewebe, das sich in der Nähe eines Muskels befindet, ist deswegen noch kein Teil dieses Muskels.« Anders gesagt, das Fettgewebe ist beim Menschen über den ganzen Körper verteilt gespeichert. Somit ist die Schrumpfung der Fettzellen im gesamten Körper die einzige Möglichkeit, an Problemzonen wie dem Bauch, dem Gesäß oder den Oberschenkeln Fett abzubauen. Das bedeutet allerdings nicht, daß Bodybuilding sich nicht für den Fettabbau eignet.

Das Gegenteil ist der Fall: Muskeln machen schlank. Je mehr Muskelgewebe Sie aufbauen, desto mehr Kalorien werden verbrannt. Muskelzellen sind aktive Zellen. Selbst wenn Sie einfach nur dasitzen, oder gar im Schlaf, sind die Muskeln Ihres Körpers immer leicht angespannt. Diese leichte Kontraktion, Muskeltonus genannt, sorgt dafür, daß Ihre Muskeln 24 Stunden am Tag Kalorien verbrennen. Fettzellen dagegen sind inaktive Zellen. Sie dienen dem Körper als Energiespeicher und verbrennen nur sehr wenige Kalorien. Deshalb verbraucht eine Person mit 3% Körperfettanteil mehr Kalorien pro Kilogramm Körpergewicht, als eine Person mit 25% Körperfett. In der Tat kann eine Mahlzeit, die bei einer Person mit 25% Körperfett einen weiteren Fettzuwachs bewirkt, eine Person mit 3% Körperfett (die über viel mehr Muskelgewebe verfügt) noch schlanker machen. Ein Körper mit 3% Fettanteil gleicht einem Formel-1 Motor, der Unmengen Benzin verbraucht, während ein Körper mit 25% Fettanteil eher einem leistungsschwachen Kleinwagen entspricht.

Obwohl Bailey die entscheidenden Punkte erkannte, hat er, warum auch immer, eins und eins nicht zusammengezählt. Die Frage, wie man am besten fettverbrennende Muskeln aufbaut, hat er nicht beantwortet. Dabei liegt die Antwort auf der Hand: Durch Bodybuilding. Die muskelerhaltende Wirkung des Bodybuildings ist besonders wichtig, wenn Sie eine Diät durchführen. Eine ebenso große Rolle spielt es, wenn Sie älter werden und die Muskeln des Körpers sich immer mehr zurückbilden. Im Buch »The Weighting Game« warnt Dr. Lamb alle Diätbewußten: »Wenn Sie nicht trainieren, werden Sie durch die verringerte Kalorienaufnahme unweigerlich Protein, und damit Muskeln abbauen.«

Dr. Lamb kann diese Aussage anhand einer Studie mit 25 übergewichtigen Frauen belegen. Zu Beginn der Untersuchung wurde der Körperfettanteil durch Messungen mit dem Fettcaliper und Unterwasserwiegen ermittelt. Die Frauen wurden in drei Gruppen aufgeteilt; jede Gruppe folgte einem anderen Fettabbau-Programm. Eine Gruppe versuchte es allein mit Diät, eine weitere nur mit Training und die dritte Gruppe durch eine Kombination von Training und Diät. Die Diätgruppe nahm 500 Kalorien weniger auf, als der jeweilige Grundumsatz betrug; die Trainingsgruppe ernährte sich normal weiter, verbrannte aber durch das Training 500 Kalorien pro Tag. Die Kombinationsgruppe reduzierte die Kalorienaufnahme um 250 Kalorien und das Training wurde so gestaltet, daß weitere 250 Kalorien pro Tag verbrannt wurden. Alle drei Gruppen wiesen also eine negative Kalorienbalance von 500 auf.

Nach 16 Wochen zeigte sich folgendes Ergebnis: Die Frauen aller drei Gruppen erzielten einen ähnlichen Gewichtsverlust; die Diätgruppe verlor durchschnittlich 5,3kg, die Trainingsgruppe 4,8kg und die Kombinationsgruppe 5,5kg. Als aber das Verhältnis von Muskeln zu Fettgewebe ermittelt wurde, kam die Wahrheit ans Licht: Die Diätgruppe verlor 1,1kg Muskelmasse, die Trainingsgruppe gewann 1kg Muskelgewebe hinzu, und die Kombigruppe konnte einen Zuwachs von 0,5kg Muskeln verbuchen. Daraus wurde errechnet, daß die Diätgruppe durchschnittlich 4,2kg Fett abgebaut hatte (5,3 – 1,1), die beiden anderen Gruppen jedoch gut 6kg des unerwünschten Körperfetts.

»Wir lernen aus dieser Studie,« so Dr. Lamb, »daß eine Kombination von Training und Diät notwendig ist, wenn man effektiv Fett verlieren möchte.« Eine Diät allein führt immer zum Abbau von stoffwechselaktivem, sprich kalorienverbrennendem Muskelgewebe. Nur durch die Kombination von Training und Diät kann ein Muskelverlust verhindert werden. Dr. Lambs Studie zeigt darüber hinaus eindrucksvoll, daß sich gute Ergebnisse schon bei relativ geringem Trainingsaufwand einstellen. Dabei sei aber wichtig, so betont er, die richtigen Übungen durchzuführen. »Nach Möglichkeit sollten alle Muskeln des Körpers gleichmäßig belastet werden, sonst werden sich einige Muskelpartien auf Kosten der anderen entwickeln.«

Bodybuilding bietet die beste Möglichkeit, alle Muskeln des Körpers gleichmäßig zu trainieren. Beim Spazierengehen, Joggen oder Radfahren wird vornehmlich die Beinmuskulatur beansprucht, der Oberkörper aber nur wenig. Ein gutes Bodybuilding-Training dagegen trainiert die Muskeln am Unterarm, an den Waden und überall dazwischen. Durch Bodybuilding kann auch dem Muskelabbau entgegengewirkt werden, der im Alter ganz natürlich eintritt. Mit weniger Muskeln verbrennt der Körper auch weniger Kalorien. So werden Sie ein leichtes Opfer des 40-Jahre-Bauchs, obwohl Sie nicht mehr essen, als in den Jahren zuvor. Mit zunehmendem Alter verstärkt sich der Effekt noch mehr: Es wird kontinuierlich Muskelmasse abgebaut und Fettgewebe aufgebaut.

In seinem Buch erwähnt Dr. Lamb den englischen Arzt Magnus Levy, der 1906 den Begriff des »Grundumsatzes« erstmals gebrauchte. Levy verglich die Messungen des eigenen Grundumsatzes im Alter von 26 mit denen im Alter von 76 Jahren. Mit 26 wog er 67,5 Kilo und hatte einen Grundumsatz von 1.608 Kalorien. Im Alter von 76 wog er noch 60 Kilo und sein Grundumsatz war auf 1.248 Kalorien gefallen. Anders ausgedrückt; verlor er über 50 Lebensjahre 7,5 Kilo Körpergewicht, die 360 Kalorien pro Tag verbrannt hatten. Magnus Levys Muskelmasse verringerte sich von 52,2 Kilo im Alter von 26 Jahren auf 40,6 Kilo im Alter von 76 Jahren. Sein Körperfettanteil aber stieg von 22% im Alter von 26 Jahren auf 32% im Alter von 76 Jahren. Das ist eine normale Entwicklung bei Menschen, die dem Muskelabbau im Alter nicht durch ein Trainingsprogramm entgegenwirken.

Betrachten wir die Auswirkungen von Levys Muskelverlust im täglichen Leben. Wir wissen, daß sich sein Grundumsatz um 360 Kalorien verringerte. Er hätte die Zunahme an Körperfett auf zweifache Weise verhindern können. Levy hätte sich entweder mehr bewegen können, um 360 Kalorien zu verbrennen – das entspricht einem täglichen Spaziergang von knapp 10 Kilometern – oder er hätte seine Kalorienaufnahme um 360 Kalorien verringern können, indem er weniger gegessen hätte. Auch Sie werden vor diese Entscheidung gestellt, wenn Sie im Alter noch eine gute Figur abgeben wollen. Es gibt natürlich noch eine weitere Alternative. Dr. Lamb bringt es auf den Punkt: »Sie können das Problem auch so angehen, daß Sie ein regelmäßiges Krafttraining aufnehmen und damit die Muskelmasse aus jungen Jahren erhalten.« Wie Sie sehen, eignet sich Bodybuilding für jedes Lebensalter.

*

4. KAPITEL

DIE ERNÄHRUNG

SCHLANK DURCH NATURBELASSENE PRODUKTE

»Du bist, was Du ißt«

Wenn man die Grundlagen erst einmal verstanden hat, fällt die Ernährung für einen ultraschlanken und gesunden Körper ziemlich einfach aus. Leider halten sich die meisten Leute nicht an die simplen Regeln für eine gesunde Ernährung. Beste Beispiele dafür finden Sie, wenn Sie im Supermarkt in der Schlange vor der Kasse in die Einkaufswagen der anderen Leute schauen. Nach dem alten Grundsatz »Du bist, was Du ißt« wird der Körper die Lebensweise widerspiegeln. Und wenn Sie es einmal so betrachten, dann zeigt der Einkaufswagen der Person, die vor Ihnen in der Schlange steht, wie sie sich ernährt. Ist der Wagen voll mit Limonade, Kartoffelchips, Eiscreme, fettem Fleisch und verarbeiteten Produkten, dann ist diese Person höchstwahrscheinlich übergewichtig. Sehen Sie eine Person, die schlank und gesund ausschaut, werden Sie in ihrem Einkaufswagen Nahrungsmittel wie frische Früchte, Gemüse und Vollkornprodukte neben fettarmer Milch, Fisch, Hühnerfleisch und magerem Rindfleisch entdecken.

Dieser Vergleich bewahrheitet sich in den meisten Fällen. Wenn Sie wissen, was eine Person ißt, dann ist es ein leichtes, vorauszusagen, ob sie schlank oder übergewichtig ist. Dafür müssen Sie noch nicht einmal wissen, wieviel sie ißt. Die Nahrungsmittel selbst sind entscheidender als die Menge, die verzehrt wird. Wenn Sie Ihre Mahlzeiten richtig zusammenstellen, dann können Sie soviel essen, wie Sie wollen und trotzdem noch abnehmen. Genau genommen ist es dann sogar kaum möglich, *zuviel* zu essen. Sie werden sich satt fühlen, bevor Sie mehr Kalorien aufgenommen haben, als Sie verbrennen können.

Damit habe ich Ihnen auch schon indirekt beschrieben, wie meine Ernährung aussieht. Ehrlich gesagt, ist es ziemlich einfach: Ich verwende naturbelassene Lebensmittel statt Produkten, wo etwas entfernt oder hinzugefügt worden ist. Die meisten naturbelassenen Lebensmittel machen nicht fett; erst nach einer industriellen Verarbeitung schlagen diese Produkte auf das Gewicht. Das kann ein einfaches Beispiel belegen: In der freien Wildbahn finden sich keine fetten Tiere. Ich würde behaupten, daß diese Tiere sich von naturbelassenen Produkten ernähren; Nichts wird hinzugefügt oder entfernt. Erst wenn Tiere vom Menschen gezähmt und mit Fertigprodukten gefüttert werden, neigen auch sie dazu, fett zu werden.

Fallen Ihnen naturbelassene Nahrungsmittel ein, die von Natur aus kalorienreich sind? Es gibt einige, wie Avocados, Nüsse und Vollmilch, aber nicht viel mehr. Verarbeitete Lebensmittel dagegen machen uns fett. In der Regel werden die Ballaststoffe entfernt und Süßstoffe oder Fett hinzugefügt. Unbehandelte, naturbelassene Lebensmittel helfen Ihnen dagegen, schlank zu werden und zu bleiben. Zum einen sind sie von Natur aus fettarm. Zum anderen enthalten sie nur natürliche Kohlenhydrate, keine künstlich hergestellten wie Glucosesirup oder Tafelzucker. Kohlenhydrate sind die wichtigsten Verbündeten im Kampf gegen das Fett. Die so beliebten Fertigmüsli-Mischungen schneiden bei genauer Betrachtung übrigens auch nicht gut ab: Sie enthalten meist zuviel Zucker und Fett.

Unser Ultraschlank-Ernährungsprogramm baut auf vegetarischen Lebensmitteln auf; trotzdem werden Sie gut damit leben können. In meinem Diätplan finden sich vorwiegend pflanzliche Nahrungsmittel; tierische Produkte dagegen kaum. Fettarme Milchprodukte setze ich sehr oft ein, mageres Fleisch oder Fisch sorgt in kleinen Mengen für den Geschmack. Salz kann ebenfalls in Maßen hinzugefügt werden. Mir kommt es vor allem darauf an, daß ich mein Essen genießen kann. Wenn mir eine Mahlzeit nicht schmeckt, dann esse ich sie nicht; ich würde es auch von Ihnen nicht verlangen. Lassen Sie mich im Folgenden etwas ins Detail gehen. Sie werden schnell verstehen, warum eine solche Ernährung auch Ihnen helfen wird, schlank zu werden und zu bleiben.

Fett essen macht fett

Fett liefert mehr Kalorien pro Gramm als Protein oder Kohlenhydrate. Jedes Gramm Fett enthält neun Kalorien, wogegen Protein oder Kohlenhydrate nur vier Kalorien pro Gramm aufweisen. Fett ist ein konzentrierter Nährstoff. Schon kleine Mengen enthalten eine hohe Kalorienzahl. Wenn Sie Kohlenhydrate oder Protein statt Fett zu sich nehmen, können Sie theoretisch die doppelte Menge verzehren, ohne die Kalorienzufuhr zu steigern. Nehmen Sie z. B. Brot oder Kartoffeln. Nicht die Kohlenhydrate in diesen Lebensmitteln machen dick, sondern die Butter, die Sie hinzufügen. Es ist nicht der Salat, der auf Ihre Hüften schlägt, sondern das Öldressing, das Sie darüber geben. Vollmilch ist eine hervorragende Proteinquelle, aber sie enthält auch viel Fett. Die 3,5% Fett in der Milch machen gut 50% ihrer Kalorien aus. Wenn Sie statt Vollmilch entrahmte Milch wählen, erhalten Sie genauso viel Protein, nehmen aber nur halb soviel Kalorien zu sich.

Fett ist auch ein guter Geschmacksträger. Es regt den Appetit an und man neigt schnell dazu, mehr zu essen als nötig. Überlegen Sie einmal, ob Sie lieber mehr Kartoffeln mit Sauerrahm essen, als ohne. Es kommt aber noch schlimmer: Neue Studien haben ergeben, daß Kalorien, die aus Fett stammen, wesentlich besser in Körperfett umgewandelt werden können, als Kalorien aus Kohlenhydraten oder Protein. Untersuchungen an den Universitäten Harvard und Stanford haben gezeigt, daß es eine engere Beziehung zwischen Fettkonsum und Übergewicht gibt, als zwischen Kalorienkonsum und überflüssigen Pfunden.

Der *Tufts University Diet & Nutrition Letter* faßt das Ergebnis zweier anderer Studien zum Thema so zusammen: »Es läuft darauf hinaus: Wenn zwei Personen einen Grundumsatz von 2000 Kalorien aufweisen, wird die Person, die einen höheren Anteil dieser 2000 Kalorien in Form von Fett zu sich nimmt, ihren Körperfettanteil mit größerer Wahrscheinlichkeit erhöhen.« Woran liegt das? Nun, es sieht so aus, als wäre es einfach bequemer für unseren Körper, Fett zu speichern, als es zu verbrennen; die Speicherung erfordert weniger Energie. Wie Untersuchungen der Universität von Massachusetts zeigen, werden bei der Umwandlung von Nahrungsfett zu Körperfett nur 3% der aufgenommenen Kalorien verbraucht. Im Gegensatz dazu müssen 23% der verzehrten Kalorien aufgewendet werden, um Kohlenhydrate in Körperfett umzubauen. Wenn Sie also 100 zusätzliche Kalorien aus Kohlenhydraten verzehren, dann können höchstens 77 davon als Körperfett gespeichert werden. Nehmen Sie aber 100 zusätzliche Kalorien in Form von Fett auf, werden 97 als Körperfett gespeichert. So speichern Sie gut 25% mehr Fettkalorien; ein Unterschied, der sich im Laufe der Zeit um die Hüften herum bemerkbar macht. Deshalb bezeichnet Covert Bailey in seinem Buch »The Fit or Fat Target Diet« das Fett als den »Erzfeind jeder Diät«.

Die Vorteile naturbelassener Kohlenhydrate

Kohlenhydrate sind ein wichtiger Verbündeter im Kampf um einen ultraschlanken Körper. Im Vergleich zum Fett enthält ein Gramm Kohlenhydrate weniger als halb soviel Kalorien. Zudem kann der Körper Kohlenhydrate nur mit erheblich größerem Aufwand als Körperfett speichern. Anders ausgedrückt: Wenn Sie eine kohlenhydratreiche Mahlzeit verzehren, dann werden weniger Kalorien in Körperfett umgewandelt als bei einer fetthaltigen Mahlzeit. Wenn Sie zwischen Butter oder Zucker wählen können, dann greifen Sie besser zum Zucker, als reines Kohlenhydrat ist es das kleinere Übel. Butter besteht bekanntlich fast nur aus Fett.

Kohlenhydrate helfen Ihnen auch auf anderem Wege beim Abbau von Körperfett. Das möchte ich Ihnen anhand einer Studie der Michigan Universität zeigen, die von Dr. Olaf Mickelsen durchgeführt wurde. Er schreibt: »Im Gegensatz zur weit verbreiteten Meinung, Kohlenhydrate machten dick, ist z.B. Brot in großen Mengen idealer Bestandteil einer Diät. Jüngste Untersuchungen zeigen, daß leicht übergewichtige Männer problemlos an Gewicht verloren, wenn sie pro Tag 12 Scheiben Brot aßen. Das Brot wurde zu den Mahlzeiten verzehrt und hatte den Effekt, daß die Probanden sich satt fühlten, bevor die gewohnte Kalorienzahl erreicht war. Das ist um so höher zu bewerten, als sie nur auf hochkalorische Lebensmittel verzichten mußten, ansonsten aber soviel essen konnten, wie sie wollten.«

An Dr. Mickelsens achtwöchiger Studie nahmen 16 junge Männer teil. Acht der Männer erhielten ballaststoffreiches Brot und nahmen damit durchschnittlich 8,8kg ab, die anderen acht erhielten ballaststoffarmes Brot; bei ihnen betrug die Gewichtsabnahme im Schnitt 6,22kg. Aus dieser Untersuchung können wir aber noch mehr lernen. Jane Brody schreibt in ihrem »Nutrition Book« (W. W. Norton, 1981): »Kohlenhydratreiche Kost – ich meine die stärkehaltigen Lebensmittel wie Kartoffeln oder Brot, aber auch Früchte und Gemüse – stellen sowohl den Körper, als auch den Geist zufrieden. Sie erzeugen ein gutes Sättigungsgefühl, weil sie sorgfältig gekaut werden müssen und den Magen optimal füllen.« Kohlenhydrate können Sie also rundum zufriedenstellen, ohne übermäßig viele Kalorien zu beinhalten.

Sie haben bemerkt, daß die Studenten mit dem ballaststoffreichen Brot fast 40% mehr Gewicht verloren haben, als jene, die ballaststoffarmes Brot bekommen hatten. Wenn kohlenhydratreiche Nahrungsmittel also gut für einen ultraschlanken Körper sind, dann sind ballaststoffreiche Kohlenhydratlieferanten noch besser. Ballaststoffe finden sich in vielen pflanzlichen Nahrungsmitteln, besonders reichlich in Hülsenfrüchten, Vollkornprodukten, Früchten und Gemüse. Ballaststoffe sind Kohlenhydrate, die aber vom Körper nicht verarbeitet werden können. Deshalb enthalten sie so gut wie keine Kalorien und passieren den Magen-Darm-Trakt unverdaut. Folglich enthalten Lebensmittel mit einem hohen Anteil an Ballaststoffen auch weniger Kalorien.

Ballaststoffreiche Kost ist aber nicht nur kalorienarm, sondern vergrößert auch die Nahrungsmenge. Das sorgt für ein gutes Sättigungsgefühl, zusätzlich binden Ballaststoffe große Mengen Wasser, was das Sättigungsgefühl weiter erhöht. Das erklärt, warum die Studenten mit ballaststoffreichem Brot mehr Gewicht abgenommen haben. Die Ballaststoffe und das absorbierte Wasser füllen den Magen und lassen weniger Platz für kalorienreiche Kost. Industriell verarbeiteten Lebensmitteln dagegen sind häufig die Ballaststoffe entzogen. Wie die Untersuchung der Universität von Michigan zeigt, wirken solche Nahrungsmittel einer Gewichtsabnahme entgegen. Wenn die Ballaststoffe entfernt werden, ist bei gleicher Nahrungsmenge die Kalorienzahl erhöht. Deshalb werden mit ballaststoffarmen Lebensmitteln leicht zu viele Kalorien zugeführt; ehe man sich versieht, hat man schon mehr gegessen, als nötig.

Eine weitere Studie soll diesen Zusammenhang verdeutlichen. Jane Brody berichtet in ihrem »Nutrition Book« von einer Untersuchung, die im Krankenhaus von Bristol in England vorgenommen wurde: »Zehn gesunden Personen wurden Mahlzeiten angerichtet, die entweder aus ganzen Äpfeln, Apfelkompott oder Apfelsaft bestanden. Alle Mahlzeiten enthielten die gleiche Menge Kohlenhydrate. Für den Verzehr der Mahlzeit aus ganzen Äpfeln brauchten die Probanden 17 Minuten; das Apfelkompott war nach 6 Minuten aufgegessen und für den Apfelsaft waren nur 1,5 Minuten nötig. Wie zu erwarten war, verspürten die Versuchspersonen beim Verzehr der Mahlzeit aus ganzen Äpfeln das größte Sättigungsgefühl; entsprechend beim Trinken des Apfelsafts das geringste. Der Sättigungseffekt des Kompotts lag irgendwo dazwischen.« Vielleicht noch wichtiger als die subjektiven Empfindungen der Probanden sind aber die bei dieser Untersuchung erhobenen Blutzucker- und Insulinwerte nach dem Verzehr der Mahlzeiten.

»Nach der Mahlzeit stieg der Blutzuckerspiegel bei allen Personen auf vergleichbare Werte,« berichtet Jane Brody, »doch der Insulingehalt im Blut stieg nach dem Verzehr des Apfelsaftes doppelt so hoch an wie nach dem Verzehr der ganzen Äpfel. Nach der Mahlzeit aus ganzen Äpfeln sank der Blutzuckerspiegel über ein bis drei Stunden auf den Ausgangswert zurück, doch nach der Apfelsaft-Mahlzeit fiel der Blutzuckerspiegel weit unter den Ausgangswert. Die Werte nach dem Verzehr des Apfelkompotts lagen wiederum in der Mitte, doch der Blutzuckerspiegel sank auch hier unter den Ausgangswert.«

Welche Bedeutung den unterschiedlichen Auswirkungen auf den Blutzuckerspiegel beizumessen ist, erfahren wir ebenfalls von Jane Brody: »Sinken die Werte unter die Norm, klinisch Hypoglykämie genannt, löst das ein Hungergefühl aus. Die in den ganzen Äpfeln enthaltenen Ballaststoffe sorgten dafür, daß weniger Insulin ausgeschüttet werden mußte. So wurde ein länger andauerndes Sättigungsgefühl erzeugt.« Mit anderen Worten, ganze Äpfel machen länger satt als Apfelkompott oder Apfelsaft. Letztere sind als verarbeitete Lebensmittel einzuschätzen, sie enthalten mehr Einfachzucker als das naturbelassene Produkt, der ganze Apfel. Einfachzucker vermitteln nur ein kurzes Sättigungsfühl; schon bald meldet sich der Hunger wieder.

Die Apfelstudie beweist: Je mehr wir Lebensmittel verändern und behandeln, desto größer wird ihre fettaufbauende Wirkung. Das zeigt auch das folgende Beispiel: Eine Handvoll Trauben (153 Gramm) direkt vom Rebstock haben 106 Kalorien. Entwässert man die Trauben durch Trocknung, erhält man Rosinen. Eine Tasse Rosinen (165 Gramm) enthalten schon gut dreimal soviel Kalorien wie die Trauben, nämlich 477. Fügen Sie nun noch Zucker, Butter und Mehl hinzu – alles verarbeitete Lebensmittel, denen Wasser und Ballaststoffe entzogen wurden – dann haben Sie nicht nur einen schmackhaften Rosinenkuchen, sondern noch mehr Kalorien auf dem Tisch. Dasselbe können Sie beobachten, wenn Sie den Weg des Getreides über das Brot zum Kuchen verfolgen. Mit schwindendem Ballaststoffgehalt bei jedem Behandlungsschritt erhöht sich der Kaloriengehalt, gleichzeitig werden immer mehr Einfachzucker beigefügt.

Kohlenhydrate aus Einfachzucker, wie sie in Tafelzucker, Traubenzucker und Honig enthalten sind, regen den Appetit deutlich an. Je mehr Einfachzucker eine Mahlzeit enthält, desto größer ist die Gefahr, daß man mehr Kalorien aufnimmt, als nötig – ohne es zu merken. Die Apfel-studie zeigt: Beim Verzehr von Apfelsaft (der überwiegend Einfachzucker enthält) kann es schnell geschehen, daß zuviel Kalorien zugeführt werden; anders verhält es sich, wenn man den ganzen Apfel ißt und dabei kräftig kauen muß. Der Saft schmeckt nicht nur süßer, Sie müssen auch nur schlucken; das Kauen des Apfels dauert dagegen viel länger. Und im Vergleich zum ganzen Apfel spüren Sie den Apfelsaft kaum im Magen. Sybil Ferguson, Gründerin der bekannten Diätzentren, hat es einmal so ausgedrückt: man soll Kohlenhydrate so essen »wie von Mutter Natur verpackt.«

Vegetarier leben gesünder

Tierische Lebensmittel – Fleisch, Milchprodukte und Eier – enthalten beträchtliche Mengen Fett und kaum Ballaststoffe. Man könnte sie auch als hochkalorische Kost bezeichnen. Schon kleine Mengen enthalten viele Kalorien. Das wiederum macht es sehr einfach, zu viele Kalorien aufzunehmen. Eine vegetarische Ernährung, die sich aus pflanzlichen Lebensmitteln zusammensetzt, ist dagegen ausgesprochen fettarm, aber reich an Ballaststoffen. Wie wir gesehen haben, ist das die richtige Kombination für einen ultraschlanken Körper.

Vergleichen Sie einmal einen Teller Reis und Bohnen (eine Tasse Reis, eine halbe Tasse Bohnen) mit einem 100 Gramm schweren Steak. Beide Mahlzeiten enthalten gleich viel Kalorien, etwa 300. Damit hört die Ähnlichkeit aber schon auf. Reis und Bohnen enthalten gut 2 Gramm Ballaststoffe, das Steak als tierisches Lebensmittel enthält keine Ballaststoffe. Reis und Bohnen enthalten nur 2 Gramm Fett, das Steak dagegen 31,5 Gramm Fett. Der hohe Fettgehalt wirkt sich auch auf die Nahrungsmenge aus: Ein Teller Reis und Bohnen füllt den Magen ganz vortrefflich, 100 Gramm Steak schmecken nur nach mehr.

Wenn wir uns eine typisch amerikanische Mahlzeit einmal genauer anschauen, werden Sie verstehen, warum Übergewicht bei uns ein so großes Problem geworden ist: Serviert man 200 Gramm Steak, eine große Kartoffel mit Butter, etwas Möhrengemüse, einen Salat mit Käsedressing und zum Nachtisch ein Stück Apfelkuchen, ergibt das 1.500 Kalorien. Dem gegenüber stellen wir eine vegetarische Mahlzeit bestehend aus Vollkornreis und Linsen, zwei Scheiben Vollkornbrot mit Margarine, einem Schlag Erbsen und Möhren, einem grünen Salat mit Tomaten und als Nachtisch einen Obstsalat aus einer Banane, einem Apfel, einer Orange, 2 Eßlöffeln Rosinen und einem halben Dutzend Walnüssen.

Diese großzügige Mahlzeit enthält aber nur 890 Kalorien, 610 Kalorien weniger als das Steak-Gericht. Trotzdem bin ich sicher, daß die vegetarische Mahlzeit auch einen guten Esser voll zufriedenstellt. Ich glaube, das zeigt sehr anschaulich, warum ein Vegetarier, selbst wenn er große Portionen verzehrt, kaum Gefahr läuft, mehr Kalorien aufzunehmen, als sein Körper verbrennen kann.

Allerdings muß auch der Vegetarier Umsicht walten lassen. Nicht alle vegetarischen Mahlzeiten sind automatisch kalorienarm. Auch hier gilt die Regel »Fett macht fett«. Wenn man z.B. Nüsse oder Sonnenblumenkerne ißt, kann man schnell über das Ziel hinausschießen. Eine Tasse Mandeln enthält gut 77 Gramm Fett oder 849 Kalorien; die gleiche Menge Sonnenblumenkerne enthält 69 Gramm Fett und 812 Kalorien – damit wird selbst ein Vegetarier fett. In manchen pflanzlichen Lebensmitteln fehlen sogar die Ballaststoffe. Auf den Etiketten von Speiseölen liest man oft »Geeignet für eine cholesterinfreie Ernährung«. Es wird aber mit keinem Wort erwähnt, daß sie ganz ohne Ballaststoffe daherkommen. Öle sind pures Fett. Ein Eßlöffel Speiseöl enthält 126 Kalorien. Für die gleiche Menge Kalorien können Sie eine Tasse Maiskörner essen und haben damit auch noch Ballaststoffe zu sich genommen. Wie Sie sehen, macht eine vegetarische Ernährung nicht automatisch schlank. Meiden Sie also verarbeitete Lebensmittel und solche mit einem hohen Fettgehalt, sonst werden Sie schnell ein »dicker« Vegetarier.

Mir geht es viel besser, wenn ich kein Fleisch esse. Meine Verdauung funktioniert besser, da Fleisch viel Fett, aber keine Ballaststoffe liefert und so die Ausscheidung verlangsamt. Zudem gibt es gute Gründe für die Annahme, daß der menschliche Organismus von Natur aus nicht auf tierische Kost eingestellt ist. Dr. Dean Ornish erwähnt in seinem Buch »Reversing Heart Disease« (Random House, 1990), daß viele Wissenschaftler glauben, unsere Vorfahren hätten sich größtenteils vegetarisch ernährt. Unsere Zähne ähneln denen tierischer Pflanzenfresser. Sie sind so geformt, daß sie eher ein Zermahlen der Kost erlauben, als das Zerschneiden von Fleischstücken. Fleischfresser haben einen kurzen Magen-Darm-Trakt; so können sie Fleisch schnell verdauen und ausscheiden. Unser Verdauungstrakt ist aber lang und verschlungen; perfekt geeignet für das Aufbrechen und Absorbieren von Pflanzenprodukten mit hohem Ballaststoffanteil, da dieser Vorgang mehr Zeit beansprucht. Fleisch wird dagegen schneller verdaut, doch durch die Länge unseres Magen-Darm-Traktes bleiben auch die dabei entstehenden Gifte länger

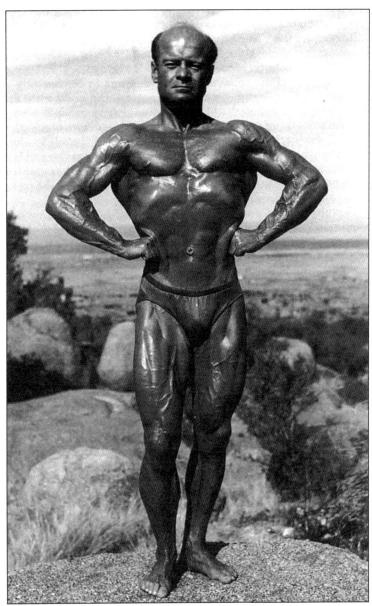

Eine vegetarische Ernährung gibt dem Körper alles, was er braucht und sorgt obendrein für einen niedrigen Körperfettanteil. Foto: Allen Hughes

im Körper als bei fleischfressenden Tieren.

Nach Dr. Ornish ist eine fettarme vegetarische Ernährung für die meisten Erwachsenen optimal. Diese Kost hilft Ihnen nicht nur, schlank zu bleiben, es gibt auch viele Hinweise aus der Wissenschaft dafür, daß eine fettarme vegetarische Ernährung das Risiko von Herzerkrankungen, Bluthochdruck, Diabetes, Darmkrebs und anderen Krankheiten senkt.

Was ist mit Protein?

In den frühen Jahren meines Krafttrainings habe ich so große Mengen Proteinpulver verbraucht, daß ich im Reformhaus schon Rabatt bekam. Ich habe damals öfter an Bob Hoffmans Picknicks im Brookside Park, nahe seines Hauses in Dover, Pennsylvania teilgenommen. Sie erinnern sich, Bob Hoffman war der Herausgeber des Magazins *Strength & Health* und einer der ersten, die Nahrungsergänzungen für Sportler anboten. Eine der Hauptattraktionen bei diesen jährlichen Veranstaltungen war ein kostenloser Proteindrink. Er bestand aus Milch, Eiscreme und Hoffmans hochdosiertem Proteinpulver mit Schokogeschmack – einfach köstlich!

Bob Maher, ein befreundeter Bodybuilder aus New Mexiko, schlug einmal vor, aus dem Proteindrink eine Mahlzeit zu machen, um das Geld für ein Abendessen zu sparen. Es brauchte nicht lange und er hatte mich überzeugt. Wir füllten uns also die Bäuche mit Hoffmans Proteindrinks und – fügten später trotzdem ein ausgiebiges Abendessen hinzu. Wir waren überzeugt, mit dem zusätzlichen Protein auch unser Muskelwachstum zu beschleunigen. Damals hätten mein Freund und ich fast alles getan, um an Gewicht zuzulegen und stärker zu werden. Wir hatten eine Menge Spaß, und ich möchte diese Zeit um Nichts in der Welt missen, doch Bob und ich hatten noch über Protein zu lernen.

Das Wort Protein stammt aus dem Griechischen und bedeutet soviel wie »von zentraler Bedeutung«. Tatsächlich kommt ihm eine entscheidende Rolle beim Erhalt und der Wiederherstellung von Körpergewebe zu. Wir alle, der Sportler ebenso wie der Faulpelz, benötigen täglich Protein. Die Bausteine des Proteins werden Aminosäuren genannt. Es gibt 20 verschiedene Aminosäuren, von denen unser Körper zwölf selbst aufbauen kann. Die restlichen acht Aminosäuren werden als essentiell bezeichnet, da sie dem Körper jeden Tag aufs Neue zugeführt werden müssen. Mein Freund Bob und ich hatten damals keine Ahnung, daß die meisten Leute mindestens doppelt soviel Protein aufnehmen, wie ihr

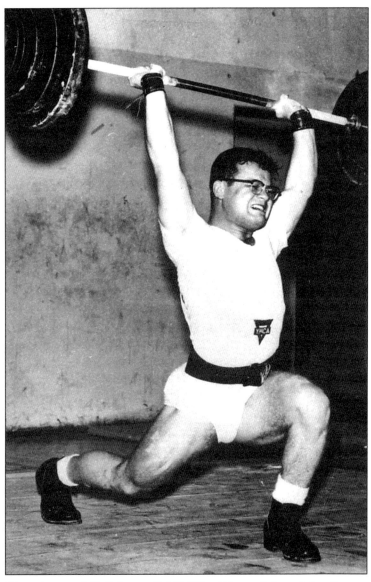

Umsetzen und Drücken mit 135 Kilo. Dieses Foto entstand zu der Zeit, als ich mit Bob Maher die »Strength & Health« Picknicks besuchte. Eine großartige Zeit, die ich um nichts in der Welt missen möchte. Foto: Clarence Bass

Körper benötigt. Die meisten Bodybuilder verzehren sogar dreimal mehr Protein als nötig.

Proteine, die alle essentiellen Aminosäuren enthalten, werden als komplette Proteine, alle anderen als nicht-komplette Proteine bezeichnet. Essentielle Aminos finden sich sowohl im tierischen, als auch im pflanzlichen Bereich. Tierisches Protein ist zum Beispiel immer komplett, pflanzliches Protein fast immer nicht-komplett; es fehlen einige essentielle Aminosäuren. Das birgt aber kein Problem für Vegetarier, da man durch die richtige Kombination verschiedener Pflanzenprodukte alle essentiellen Aminosäuren problemlos zuführen kann.

Für unsere Ultraschlank-Ernährung müssen wir den essentiellen Aminosäuren Lysin, Tryptophan und Methionin besondere Aufmerksamkeit schenken, da sie nicht in allen vegetarischen Lebensmitteln vorhanden sind. Die Aminosäuren aus pflanzlichen Eiweißen und die aus tierischen Eiweißen sind absolut gleichwertig. Allerdings gibt es kein pflanzliches Nahrungsmittel, daß alle essentiellen Aminosäuren enthält. Sie müssen also darauf achten, verschiedene pflanzliche Produkte in Ihren Ernährungsplan aufzunehmen, um mit allen essentiellen Aminosäuren versorgt zu sein. Das klingt komplizierter, als es in Wirklichkeit ist. Alles was Sie sich merken sollten: Bohnen enthalten einen hohen Lysinanteil, jedoch kaum Methionin und Tryptophan. Getreideprodukte (Brot, Reis, Nudeln, etc.) enthalten dagegen nur wenig Lysin, jedoch ausreichende Mengen Methionin und Tryptophan. Eine Mahlzeit aus Reis und Bohnen versorgt Ihren Körper also mit allen essentiellen Aminosäuren, ebenso wie der Verzehr von Fleisch oder Eiern.

Wie können Sie sicher gehen, daß Ihr Körper genügend Protein bekommt? »Das ist wirklich einfach,« sagt Dr. Dean Ornish, »essen Sie einfach soviel Getreideprodukte oder Hülsenfrüchte, wie Sie möchten. Solange Sie genügend Kalorien aufnehmen – ohne Einfachzucker, versteht sich – um Ihr Idealgewicht zu halten, bekommen Sie auch ausreichend Protein.« Die Formel, die ich anwende, ist noch simpler. Zu jeder Mahlzeit gehören bei mir etwas fettarme Milch, ein fettarmer Joghurt oder etwas mageres Rindfleisch, Fisch oder Pute. Die essentiellen Aminosäuren in diesen tierischen Produkten vervollständigen die Aminosäurenbilanz meiner Ernährung, die sonst überwiegend aus pflanzlicher Kost besteht. Das ist auch schon alles, was Sie tun müssen. Wenn Sie nicht hungern – und davon habe ich Ihnen ja schon zu Beginn abgeraten – stellt Ihre Proteinversorgung auch bei einer weitgehend vegetarischen Ernährung kein

Problem dar; besonders wenn Sie Ihre Ernährung mit kleinen Mengen tierischer Kost ergänzen. Kleinkinder, Schulkinder, Schwangere und Mütter in der Stillzeit haben allerdings einen höheren Proteinbedarf. Auch frisch operierte Patienten und solche mit Brandwunden brauchen mehr Protein.

Wenn Sie nicht zu diesen Gruppen zählen, brauchen Sie sich um Protein wirklich keine Sorgen zu machen. Eine ausbalancierte Diät aus vegetarischen Produkten, kombiniert mit kleinen Mengen fettarmer Milch oder magerem Fleisch versorgt Ihren Körper ausreichend mit allen lebenswichtigen Stoffen, Protein inklusive. Das bestätigt auch die neueste Empfehlung des 3.000 Mitglieder zählenden »Ärztekomitees für eine verantwortungsbewußte Medizin« in Washington. Das Komitee versichert, daß eine auf Pflanzenprodukten basierende Ernährung dem Körper alle lebensnotwendigen Stoffe zuführt, darunter auch genug Protein. Das Komitee ist ebenfalls der Meinung, daß der Durchschnittsamerikaner doppelt soviel Protein verzehrt, wie nötig. Sie schlagen eine Einteilung der täglich erforderlichen Lebensmittel in vier Gruppen vor: Getreideprodukte, Gemüse, Hülsenfrüchte und Obst, und lassen tierische Produkte außen vor! »Aus diesen vier Gruppen,« so das Komitee, »können alle Lebensmittel in beliebiger Menge verzehrt werden.« Anders ausgedrückt: Halten Sie sich an eine fettarme, vegetarische Ernährung und Sie werden nicht nur Ihrem Körper Gutes tun. Sie können auch soviel essen, wie Sie möchten, ohne dick zu werden.

Muß auf Geschmack verzichtet werden?
Auf keinen Fall. Man muß sein Essen genießen können, das ist wichtig. Wenn es Ihnen nicht schmeckt, werden Sie einer Ernährungsrichtlinie nicht lange folgen wollen. Im Gegensatz zu herkömmlichen Diäten ist das Ultraschlank-Programm aber nicht für eine kurze Zeit ausgelegt. Es soll vielmehr eine Umstellung für immer sein. Wir alle kennen den Spruch »Liebe geht durch den Magen«. Das gilt aber nicht nur für Liebende: Jeder von uns – egal ob Mann oder Frau, verliebt oder nicht – fühlt sich besser, wenn er satt und zufrieden ist. Manche behaupten, sie würden essen, um zu leben. Ich glaube nicht, daß das für die meisten Menschen zutrifft. Es wird eher so sein, daß viele Menschen leben, um zu essen. Ein gutes Essen ist eines der schönsten Dinge im Leben.

Eine fade Ernährung macht deshalb keinen Sinn. Auf Dauer wird sich damit kein Erfolg einstellen. Es paßt einfach nicht zu unserer psy-

Verehrte Kunden,

gerne möchten wir Ihre Treue zu Birkenmeier belohnen. Ab einem Kaufpreis von 10.- Euro erhalten Sie in allen Abteilungen einen Treuestempel. Wenn Ihre Treuekarte voll ist erhalten Sie beim nächsten Kauf 5,- Euro Nachlass. Diese Karte ist (nur vollständig) an allen Abteilungen der Firma Birkenmeier in Frankenthal, Ludwigshafen und Speyer einzulösen.

Wenn das Anschriftfeld ausgefüllt ist, nimmt diese Karte an einer Verlosung teil.

Verlost werden 1 x pro Monat

1 Warengutschein
à 50,- Euro

und

10 Warengutscheine
à 5,- Euro

Der Rechtsweg ist ausgeschlossen.

Meine Lieblingsabteilung in Ihrem Hause ist die....

....Abteilung.
(Bitte eintragen)

Vorname/Nachname

Straße

PLZ/Wohnort

birkenmeier

Frankenthal
Ludwigshafen
Speyer

Treuekarte

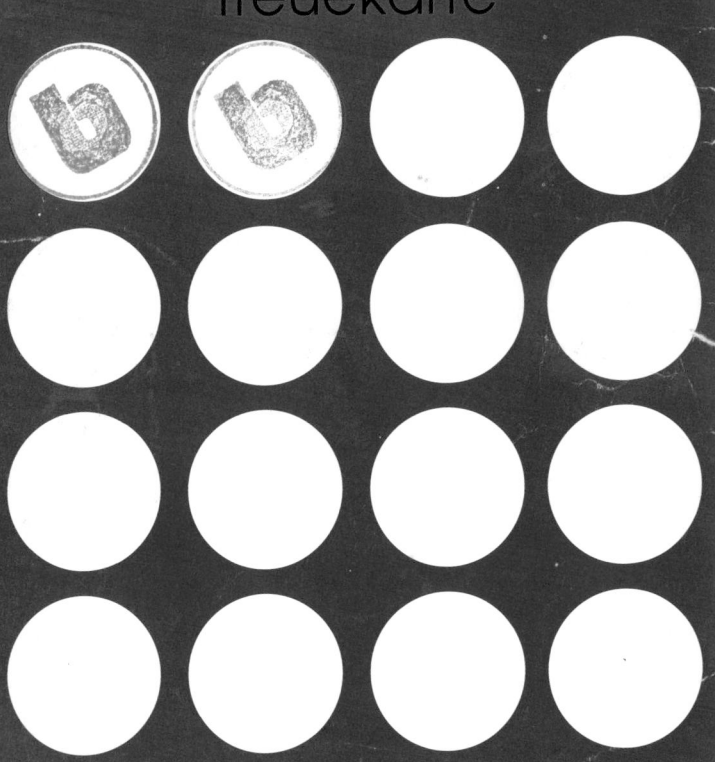

chischen Verfassung. Ich würde niemals versuchen, einer Diät zu folgen, die mir nicht schmeckt und ich würde sie auch keinem anderen empfehlen. Deshalb sind die Mahlzeiten nach dem Ultraschlank-Programm ein Genuß; ein Grund dafür, warum es so erfolgreich ist. Ich genieße jede Mahlzeit und es ist wichtig, daß es Ihnen ebenso ergeht. Es gibt absolut keinen Grund dafür, etwas zu essen, was nicht schmeckt.

Ich habe bereits erklärt, warum unser Ernährungsprogramm so effektiv Fett abbaut und gleichzeitig den Körper mit allen lebensnotwendigen Stoffen versorgt. Jetzt möchte ich noch einen Blick darauf werfen, warum das Programm auch die Psyche zufriedenstellt. Vollkornprodukte, Obst und Gemüse, also die Hauptbestandteile Ihrer neuen Ernährung, machen satt, ohne übermäßig Kalorien zu liefern. Die darin enthaltenen Ballaststoffe sorgen dafür, daß Sie den Tisch niemals hungrig verlassen. Ihr Magen ist vielmehr gut gefüllt; das werden Sie bei einer FDH- (»Friß die Hälfte«) Diät nicht erreichen. Bei einer vorwiegend vegetarischen Ernährung müssen Sie sich auch nicht auf Willenskraft oder Selbstkontrolle verlassen. Wenn Sie immer satt werden, stellt sich das Verlangen nach mehr gar nicht erst ein.

Die Notwendigkeit zu Kauen ist ein weiterer Vorteil einer ballaststoffreichen Ernährung. Der Kauvorgang unterstützt die Entwicklung des Sättigungsgefühls, wie die bereits angesprochene Apfel-Studie zeigt: Der Verzehr des ganzen Apfels hatte das größte Sättigungsgefühl zur Folge; Apfelkompott und -saft schnitten nicht so gut ab. Verarbeitete Lebensmittel oder Fertigmahlzeiten müssen nur selten richtig gekaut werden. Die meisten Produkte braucht man nur herunterzuschlucken. Sie vermitteln nicht das Sättigungsgefühl naturbelassener Lebensmittel. Die Brot-Studie der Michigan Universität kam zum selben Ergebnis. Das ballaststoffreiche Brot stellte die Probanden zufriedener als das ballaststoffarme. Trotz geringerer Kalorienaufnahme waren sie zufriedener, da sie etwas zu kauen hatten. Fast alle Lebensmittel im Ultraschlank-Programm bieten Ihnen diesen Vorteil.

Auch der Geschmack der Mahlzeiten spielt eine Rolle. Amerikaner sind intensiv schmeckende Mahlzeiten gewohnt. Zucker, Salz und Fett, allesamt Appetitanreger, bestimmen die tägliche Ernährung in den USA. Wenn Sie an einem Fast-Food-Restaurant vorbeikommen, können Sie außen schon die Speisen riechen, die innen serviert werden. Das starke Aroma trägt einen fast automatisch in die Verkaufsräume, was natürlich beabsichtigt ist. Wenn der Wind richtig weht, dann kann ich in meinem

Büro die Gerüche des Fast-Food-Restaurants zwei Straßenblöcke weiter riechen. Und ich muß zugeben, daß ich immer wieder in Versuchung gerate. Ihnen würde es wohl nicht anders ergehen.

Hier findet sich ein weiterer Vorteil der fettarmen, vegetarischen Kost. Vollkornprodukte, Obst und Gemüse haben einen milden und angenehmen Geschmack. Pflanzliche Lebensmittel geben Ihren körpereigenen Appetitkontroll-Mechanismen eine Chance. Der Körper meldet sich, wenn er genug hat. Durch stark gewürzte und verarbeitete Lebensmittel werden Sie quasi ferngesteuert, mehr als nötig zu essen. Obwohl mir das bewußt ist, geht es mir doch wie vielen anderen; auch ich bevorzuge einen kräftigen Geschmack. Ich habe aber einen Kompromiß gefunden, der beide Welten miteinander verbindet: Ich benutze Geschmacksverstärker. Das gibt einem Gericht mehr Würze, liefert aber nur wenige Kalorien.

Wie Sie bereits wissen, ist meine Ernährung vorwiegend, aber nicht komplett vegetarisch. So kann ich die Vorteile einer vegetarischen Ernährung nutzen, ohne absoluter Vegetarier zu sein. Es schadet nicht, wenn man einer pflanzlichen Mahlzeit etwas Fleisch, Fisch oder Pute hinzufügt, um ihr mehr Geschmack zu verleihen. Während ich aber tierische Produkte nur als Beilage verwende, nutzen die meisten Amerikaner Fleisch als Hauptbestandteil der Mahlzeiten. Dabei braucht es gar nicht viel: 30 bis 60 Gramm mageres Rindfleisch verhilft einem Mittagessen aus Getreide, Bohnen und Gemüse schon zu einem wunderbaren Geschmack.

Die meisten verarbeiteten Lebensmittel oder Fertigprodukte sind sehr stark gesalzen. Frische und unbehandelte Produkte enthalten dagegen kaum Salz, deshalb ist das Nachsalzen unproblematisch. Dafür benutze ich aber nur selten den Salzstreuer; ich nehme lieber Salsa, eine mexikanische Gewürzsoße aus Tomaten, grünem Chili, Zwiebeln, Paprika, Salz, Essig und Knoblauch. Wer mag, kann sein Salsa selbst zubereiten (jedes Kochbuch für mexikanische Küche liefert mindestens ein Rezept dafür) und es im Kühlschrank aufbewahren, oder man greift zu einem Fertigprodukt (auch in Deutschland mittlerweile in jedem Supermarkt erhältlich). Studieren Sie aber das Etikett, wenn Sie ein Fertigprodukt kaufen, um sicher zu gehen, daß nur wenig, nach Möglichkeit gar kein Speiseöl oder Zucker enthalten ist. Ein Schuß Salsa über das Essen steigert den Genuß enorm, ohne die Kalorienzahl merklich zu erhöhen. Dr. Ornish ist übrigens der Ansicht, daß Salz bei einer gesunden Ernährung kein großes Problem darstellt. Er führt aus, daß weniger als ein Viertel aller Patienten mit Bluthochdruck eine »Salz-Empfindlichkeit« aufweisen. Wenn Sie nicht unter Bluthochdruck leiden, müssen Sie auf Salz (in Maßen) also nicht verzichten.

Ich möchte Ihnen ein kleines Zitat nicht vorenthalten, daß ich in einem der Kochbücher meiner Frau gefunden habe: »Bei jedem Rezept sind Sie selbst die wichtigste Zutat.« Das sollte man immer im Kopf behalten. Sie sind Ihr eigener Koch, also stellen Sie sich Ihre Mahlzeiten so zusammen, wie Sie es am liebsten mögen. Folgen Sie meinen Empfehlungen und beachten Sie auch die folgenden Hinweise. Verinnerlichen Sie die Grundlagen unseres Ernährungsplans und lassen Sie dann Ihrer Phantasie freien Lauf. Schon bald werden Sie tolle Menüs kreieren und so das Ultraschlank-Ernährungsprogramm auf Ihre Bedürfnisse anpassen.

Muß ich Kalorien zählen?

Die Antwort ist ein klares »Nein«. Sie wissen jetzt, daß es viel wichtiger ist, auf die Art der Lebensmittel zu achten. Wählen Sie nur fettarme, vegetarische Kost, verzichten Sie so weit wie möglich auf Einfachzucker und verarbeitete Lebensmittel, und Sie werden Ihren Kalorienbedarf nicht überschreiten. Es wird kaum möglich sein, zuviel zu essen. Sie werden keine Kalorien zählen müssen; Ihr Körper wird Ihnen schon mitteilen, wann er genug hat. Dabei kann er sich auf die Füllung Ihres Magens und die natürlichen Appetitkontroll-Mechanismen verlassen. Ich möchte Ihnen trotzdem noch einige Tips geben, die mir über die Jahre geholfen haben, nicht mehr zu essen, als nötig.

Ich plane meine Mahlzeiten immer vor und stelle wirklich nur soviel auf den Tisch, wie ich essen möchte. Das hat mir über die letzten Jahre schon Tausende zusätzlicher Kalorien erspart. Sollte ich nur eine einzige Methode nennen, unnötige Kalorienaufnahme zu verhindern, ich würde diese wählen. Ich bin fast immer satt, wenn ich meine Mahlzeiten beendet habe. Wenn aber noch mehr Essen auf dem Tisch wäre, würde ich vermutlich auch mehr essen – obwohl ich eigentlich keinen Hunger mehr verspüre. Platten und Schüsseln, vollgepackt mit Leckereien wie bei einem Buffet, sind eine klare Einladung, zuviel zu essen. Wenn ich aber das restliche Essen außer Reichweite bringe, muß ich aufstehen, wenn ich mehr haben will. Das erlaubt mir, noch einmal darüber nachzudenken, ob ich wirklich noch mehr möchte. Normalerweise überlege ich es mir anders, bevor ich den Kühlschrank erreicht habe. Wenn ich aber wirklich noch Hunger verspüre, dann esse ich auch noch mehr. Denn wenn ich den Tisch hungrig verlasse, wächst nur die Wahrscheinlichkeit, daß ich vor der nächsten Mahlzeit noch einen ungeplanten Snack zu mir nehme.

Eine weitere Methode, überflüssige Kalorien zu vermeiden: Niemals eine Mahlzeit auslassen. Wer ohne Frühstück das Haus verläßt und auch mittags nichts zu sich nimmt, der wird abends alles essen, was er in die Finger bekommt. Stellen Sie sich besser einen Mahlzeitenplan für jeden Tag zusammen, den Sie dann einhalten: Frühstück, Mittagessen, Nachmittags-Snack, Abendbrot und eine kleine Nachtmahlzeit. Auf diese Weise halte ich meinen Appetit unter Kontrolle. Ich bin niemals sehr hungrig. Mein Blutzuckerspiegel ist immer auf einem guten Wert und ich bin nicht gefährdet, beim nächsten Mahl »so richtig zuzulangen«. Ich habe es oft nachgerechnet, daher kann ich mit Sicherheit behaupten: Ich nehme weniger Kalorien zu mir, wenn ich fünf- bis sechsmal am Tag esse. Sie werden die gleiche Erfahrung machen.

Ich achte außerdem darauf, mir beim Essen Zeit zu lassen. Das erlaubt den Appetitkontroll-Mechanismen, dem Gehirn zu signalisieren, daß ich genug gegessen habe. Viele Leute schlingen ihre Mahlzeiten eilig herunter und essen dabei mehr als nötig. Ein vermeidbarer Fehler, wie ich meine. Nehmen Sie sich lieber Zeit für das Essen; so werden Sie es nicht nur mehr genießen, Sie bannen auch die Gefahr, zuviel zu essen. Auch hier macht es Ihnen die Ultraschlank-Ernährung einfach. Sie werden es nicht schaffen, eine Karotte, eine Grapefruit oder eine Schüssel Haferflocken herunterzuschlingen. Diese Lebensmittel müssen zerkaut werden, und das braucht Zeit. So können die natürlichen Appetitkontroll-Mechanismen greifen. Sie können den Sättigungsprozeß noch unterstützen, indem Sie einen kleinen Löffel benutzen, oder Sie schneiden die Mahlzeit in kleine Stücke. Wenn ich ein Sandwich oder einen Toast verzehre, dann scheide ich das Brot immer in vier Teile. So sieht es schon nach mehr aus – vier Sandwiches statt eines.

Zum Schluß sei aber noch gesagt, daß es durchaus Sinn macht, von Zeit zu Zeit einmal über die Stränge zu schlagen. Wenn meine Frau und ich am Wochenende ins Kino gehen, dann esse ich auch Popkorn (allerdings eine kleine Portion) und einen Schokoriegel. Wenn ich Lust auf Eiscreme oder Pizza verspüre, dann gehe ich aus und esse die Dinge, auf die ich Hunger habe. Es empfiehlt sich aber, diese fetthaltigen Mahlzeiten nicht im Haus zu haben und auch nicht dort zu essen; man gerät leicht in Versuchung, der ersten Portion eine zweite und eine dritte folgen zu lassen. Indem ich gelegentlich meinen Ernährungsplan verlasse, kann ich vermeiden, mich eingeengt oder unter Druck zu fühlen. Ich träume deshalb nicht von fettigen Snacks oder herzhaftem Essen; wenn ich wirklich will, kann ich es ja haben. Es mag Sie vielleicht wundern, aber ich breche nicht oft aus. Schon der Gedanke, daß ich es jederzeit könnte, reicht völlig aus. Ihnen wird es bestimmt ähnlich ergehen. Gönnen Sie sich gelegentlich eine »Sünde«. So wird es Ihnen viel leichter fallen, die übrige Zeit dem Ernährungsplan zu folgen.

Eine Genuß versprechende, zufriedenstellende Ernährung ist der Schlüssel zu einem dauerhaft schlanken Körper. Das ist der Kern des Ultraschlank-Ernährungsplans. Sie werden satt, brauchen sich um Kalorien keine Gedanken zu machen und doch essen Sie nicht zuviel. Ich bin sicher, daß auch Sie mit diesem Konzept gewinnen werden.

*

5. KAPITEL

DAS TRAINING
BODYBUILDING UND AUSDAUERTRAINING

Totale Fitness

Training ist hoffentlich keine Sache, die Sie nur einige Monate oder Jahre durchführen wollen. Training ist etwas fürs Leben. Mit zunehmendem Alter wird es sogar immer wichtiger. Beim Ultraschlank-Trainingsplan handelt es sich um ein langfristig angelegtes Programm, daß Sie beim Training hält und Ihnen hilft, immer besser zu werden – Jahr für Jahr. Ich war einmal Wettkampf-Bodybuilder, aber ich werde wohl nicht mehr an Meisterschaften teilnehmen. Ich werde auch keine Marathons mehr laufen. Beide Extreme interessieren mich nicht mehr; ich will künftig versuchen, eine gute Balance zu erreichen. Darauf sollte auch Ihr Trainingsprogramm ausgerichtet sein: Totale Fitness – Kraft und Ausdauer.

Wenn Sie bereits in einem Fitness-Studio oder zu Hause trainieren, werden Sie die Vorteile meines Trainingsprogramms schnell erkennen. Wenn Sie bislang noch nicht mit Hanteln in Berührung gekommen sind, werde ich Sie hoffentlich überzeugen können, damit anzufangen. Das Ultraschlank-Trainingsprogramm ist nicht so sehr darauf ausgerichtet, einen Bodybuilding-Wettkampf zu gewinnen, oder Sieger bei einem Marathonlauf zu werden. Ich kann Ihnen aber garantieren, daß Sie sich in beiden Disziplinen – Kraft und Ausdauer – enorm verbessern werden. Das Beste am Ultraschlank-Trainingsprogramm ist aber die Tatsache, daß es Körperfett nicht nur sehr effektiv abbaut, sondern auch dafür sorgt, daß Sie sich um Ihren Körperfettanteil nie wieder sorgen müssen. Außerdem ist es so flexibel, daß es sich leicht auf unterschiedliche Bedürfnisse anpassen läßt; egal was Ihnen vorschwebt, mehr Muskeln oder verbesserte Ausdauer.

In mehr als 40 Jahren Training habe ich immer wieder feststellen müssen, daß Veränderung wirklich »das Salz des Lebens ist«, wie es so schön heißt. Deshalb habe ich im Ultraschlank-Trainingsplan viele Variationen eingebaut, um Ihr Interesse wach zu halten und immer wieder neue Herausforderungen und Erfolge zu garantieren. Zudem ist das Programm zielorientiert. Um die Worte von George Sheehan zu benutzen: »Ein Fitnessprogramm ohne Herausforderung ist wie ein Infanterie-Regiment ohne Krieg«. Wir alle brauchen Ziele, um unserem Training einen Sinn zu geben. Sie wissen ja, Erfolg gebiert Erfolg. Deshalb ist das Feedback beim Training ungemein wichtig, besonders positives Feedback, weil es Ihr Interesse am Training wachhält. Wenn wir uns die Elemente des Trainingsplans einmal näher anschauen, werden Sie verstehen, was ich meine.

Langfristiger Erfolg

Wir alle sind mit den Dauer-Werbesendungen im Fernsehen vertraut, in denen Trainingsgeräte angepriesen werden, die einen angeblich in wenigen Wochen in Form bringen. Um es deutlich zu sagen: Ganz so einfach ist es nicht. Crash-Trainingsprogramme sind, ebenso wie Crash-Diäten, nur selten von Erfolg gekrönt. Wer mit Diät eine Schnellkorrektur erreichen will, verlangt einfach zuviel. Das ist beim Training nicht anders. Es steht außer Frage, daß Sie schon nach kurzer Zeit, vielleicht nach ein oder zwei Monaten, deutliche Fortschritte erzielen werden. Für einen durchschlagenden Erfolg werden Sie aber länger brauchen. Genau wie das Keltern eines guten Weins ist auch Training ein langfristiger Prozeß. Ausdauersportler und Bodybuilder wissen das.

Bei einem der Bodybuilding-Wettbewerbe, an denen ich teilgenommen habe, trat Sylvester Stallones Schwester als Moderatorin auf. Wenn Sie schon einmal bei so einer Veranstaltung gewesen sind, dann wissen Sie, daß dort im Publikum oft mehr Muskelmasse versammelt ist, als auf der Bühne. Die meisten Zuschauer sind auch Bodybuilder, oder sie haben Familienangehörige, bzw. Freunde, die mit Hanteln trainieren. Wie Sylvesters Schwester erfahren mußte, wußte das Publikum sehr wohl, wieviel Arbeit im muskulösen Körper eines Wettkampf-Bodybuilders steckt. Als die Wettbewerber sich auf der Bühne aufreihten, kommentierte Frau Stallone den Vorgang mit einigen Hintergrundinformationen zu jedem Athleten, dann fügte sie etwas naiv hinzu: »Für Ihre Körper haben sie viele Wochen hart trainiert.« Einen Augenblick lang herrschte entsetztes Schweigen im Saal, dann schallte es von allen Rängen zurück: »Jahre... Jahre... Jahre!« Eine peinliche Situation; eigentlich hatte sie den Sportlern ja ihre Hochachtung ausdrücken wollen. Statt dessen hat sie bewiesen, daß sie wirklich nicht wußte, wieviel Arbeit nötig ist, um bei einer Nationalen Meisterschaft im Bodybuilding antreten zu können. Dabei hätte sie nur Ihren Bruder fragen müssen. Der weiß, das eine solche Muskelentwicklung seine Zeit braucht.

Das soll Sie aber nicht davon abhalten, mit dem Training zu beginnen. Wie schon gesagt, Training sollte ein fester Bestandteil Ihres Lebens werden. Nur ein regelmäßig durchgeführtes Training verhilft Ihnen zu einem ultraschlanken Körper und zu einem neuen Selbstbewußtsein. Welch gute Ergebnisse sich schon nach kurzer Zeit erreichen lassen, zeigt ein Brief mit »Vorher«- und »Nachher«-Fotos, den mir ein Mann aus Baltimore geschickt hat. »Sehen Sie selbst, was ich in einem Jahr mit Ihrem Programm erreicht habe,« schrieb er. »Viele … konnten es gar nicht fassen, wie sehr ich mich durch Bodybuilding, Ausdauertraining und korrekte Ernährung verändert habe.« Das erste Foto wurde im Mai 1990 aufgenommen, es zeigt den Mann mit 82kg Gewicht. Zu diesem Zeitpunkt hatte er bereits 10kg abgenommen. Das zweite Foto zeigt ihn im Mai 1991 und dokumentiert einen bemerkenswerten Fortschritt. Er hatte seinen Körperfettanteil stark verringert und den Muskeltonus deutlich verbessert. Das Beste aber war der unglaubliche Motivationsschub, den diese Veränderung bei ihm ausgelöst hatte: »Mein Ziel,« so weiter im Brief, »ist es, mich im nächsten Jahr noch einmal so zu verbessern, daß ich an einem Bodybuilding-Wettkampf teilnehmen kann. Ich will den Sieg in meiner Altersklasse.« Sie sehen, wenn man sich Langzeit-Ziele setzt, wie dieser Mann, dann zeigt das Training auch Erfolg. Sie müssen nur dabei bleiben.

Wenn Sie mit dem Training aufhören, dann ist es mit der guten Figur und den gesundheitlichen Vorteilen schnell wieder vorbei. So zeigt eine Studie im schon öfter angeführten Buch »Exercise Physiology«, daß zwei Wochen nach einem Trainings-Stop schon eine Rückbildung der Muskulatur einsetzt. Nach zwölf Wochen sind beinahe alle körperlichen Parameter wieder auf Normalwerte gefallen; die Körperfunktionen entsprechen denen eines untrainierten Menschen. Weiter heißt es im Buch: »Selbst bei Hochleistungssportlern sind alle positiven Effekte des Trainings vorübergehend und umkehrbar«. Lassen Sie sich davon nicht entmutigen. Ich mag mein Training, deswegen bleibe ich dabei. Ich genieße

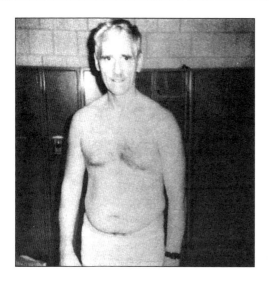

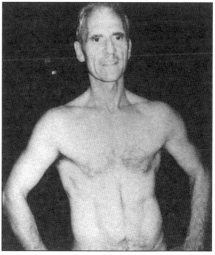

Die »Vorher«/»Nachher«-Fotos, die Mel Linton aus Baltimore geschickt hat. Bei den Ergebnissen, die Mel nach nur einem Jahr mit dem Ultraschlank-Programm vorweisen kann, verstehe ich gut, warum er mit dem Training fortfahren will. Achten Sie einmal auf den Ausdruck in seinen Augen – das neu gewonnene Selbstbewußtsein hat ihn total verändert. Fotos: Mel Linton

mein Essen und mir macht es einfach Spaß, den Körper beim Sport zu fordern. Das Training wird auch Sie so zufriedenstellen, daß Sie gar nicht aufhören wollen. Spaß an der Sache ist der Schlüssel zum Erfolg, deswegen werden Sie auch dabei bleiben. Lassen Sie uns jetzt die Vorteile eines ausbalancierten Trainingsprogramms näher betrachten.

Das ausgewogene Trainingsmodell

Der Körper reagiert unterschiedlich auf Kraft- und Ausdauertraining. Dieser Unterschied wird im Extrem deutlich, wenn man einen Bodybuilder mit einem Langstreckenläufer vergleicht. Die meisten Sportarten erfordern allerdings eine Mischung von Ausdauer und Kraft. Betrachten wir zunächst die körperlichen Anpassungen, die bei beiden Trainingsarten zu erwarten sind, dann wollen wir versuchen, sie erfolgreich zu kombinieren. Wir werden herausfinden, daß Ausdauer- und Krafttraining durchaus gegeneinander arbeiten können, auch wenn das nur selten der Fall ist. So gut wie immer arbeiten Bodybuilding und Ausdauertraining Hand in Hand. Um wirklich fit zu werden, brauchen Sie beide Trainingsarten. Und bereits im dritten Kapitel haben wir festgestellt, daß beides eine wichtige Rolle beim Fettabbau spielt.

Mein Freund David Prokop ist sowohl Läufer, als auch Bodybuilding-Trainer. Er hat einmal geschrieben: »Ein Ausdauersportler trägt seine Fitness im Körperinneren (gemeint ist das Atmungs- und Kreislaufsystem), bei einem Bodybuilder zeigt sich die Fitness außen (durch seine ausgeprägte Muskulatur).« Das sind, kurz gesagt, die Veränderungen, mit denen der Körper auf die unterschiedlichen Trainingsarten reagiert. Bodybuilding trainiert die Muskeln, sie wachsen und werden stärker. Ausdauertraining dagegen beeinflußt hauptsächlich das Herz-Kreislaufsystem. Es trainiert Herz, Lunge und Blutgefäße derart, daß der Sauerstofftransport in das Muskelgewebe verbessert wird. Zusätzlich verändern sich die Muskeln in Hinsicht auf eine effektivere Sauerstoffverwertung. Deshalb haben sowohl Bodybuilding, als auch Ausdauertraining deutliche Auswirkungen auf die Entwicklung der Muskulatur. Lassen Sie uns einmal genauer betrachten, wie beides ineinandergreift.

Ausdauer ist Teil der Muskelkraft. Wie viele Liegestütze Sie schaffen, hängt davon ab, wie gut Ihre Arm- und Brustmuskulatur auf Kraft und Ausdauer trainiert ist. Wenn Sie die Muskeln des Oberkörpers in beider Hinsicht stärken, dann werden Sie auch mehr Liegestütze schaffen. Ebenso verhält es sich bei einem Läufer oder einem Radfahrer. Er muß die Beinmuskulatur durch Bodybuilding stärken, um z.b. seine Leistung beim Überwinden einer Anhöhe zu verbessern; so kann er die nur ausdauertrainierten Fahrer hinter sich lassen. Genau aus diesem Grund habe ich bei den Tests auf dem Laufband in der Cooper Klinik eine Leistung von 99% des Maximalwiderstands erreicht. Bodybuilding-Training hatte meine Beinmuskulatur derart gestärkt, daß ich die Steigung von 25% bewältigen konnte.

OK, werden Sie jetzt vielleicht sagen, das sehe ich ein. Aber wo liegen die Probleme? Nun, in einigen Disziplinen können Gewichts- und Ausdauertraining auch gegeneinander arbeiten. Wenn Sie den Olympiasieg im Gewichtheben oder Diskuswerfen anstreben, beides Sportarten, die eine Maximalleistung für nur wenige Sekunden erfordern, dann sollten Sie Ihr Ausdauertraining besser auf wenige Intervall-Sprints reduzieren. Mehr Ausdauertraining würde die Entwicklung der Muskulatur für diese Kraftdisziplinen behindern. Das hängt mit den unterschiedlichen Muskelfasertypen des Körpers zusammen. Jeder Mensch verfügt über schnell kontrahierende, leicht zu ermüdende Muskelfasern und über langsam kontrahierende, ausdauernde Muskelfasern. Beide Fasertypen liegen annähernd im gleichen Verhältnis vor, doch Ausdauertraining kann die Neubildung von langsam kontrahierenden Fasern anregen. Es gibt auch Grund zu der Annahme, daß ein umfangreiches Ausdauertraining zum Abbau von Muskelgewebe führt. Einem professionellen Gewichtheber oder Diskuswerfer würden daraus Nachteile erwachsen.

Für das andere Extrem können Weltklasse-Marathonläufer, oder Teilnehmer der Tour de France als Beispiel dienen. Diese Athleten sind darauf bedacht, Ihr Krafttraining auf ein Minimum zu reduzieren. Durch Krafttraining verringert sich die Anzahl der kapillaren Blutgefäße im Muskelgewebe (kleinste Äderchen, die Sauerstoff in den letzten Winkel des Muskels transportieren). Das liegt daran, daß durch Krafttraining die Größe des Muskels zunimmt, nicht aber die Anzahl der Kapillargefäße. Ausdauertraining dagegen führt zur Ausbildung immer neuer Kapillaren. Darüber hinaus werden beim Krafttraining die schnell kontrahierenden Muskelfasern besonders stark wachsen; das wird die Entwicklung der bei extremen Ausdauersportarten benötigten, langsam kontrahierenden Fasern behindern. Kurz gesagt, beide Trainingsmethoden greifen unterschiedlich und gegensätzlich. Es ist nur zu verständlich, daß eine ausgeprägte Entwicklung der Brustmuskulatur einem Langstreckenläufer oder Radfahrer eher zum Nachteil gereicht; die gro-

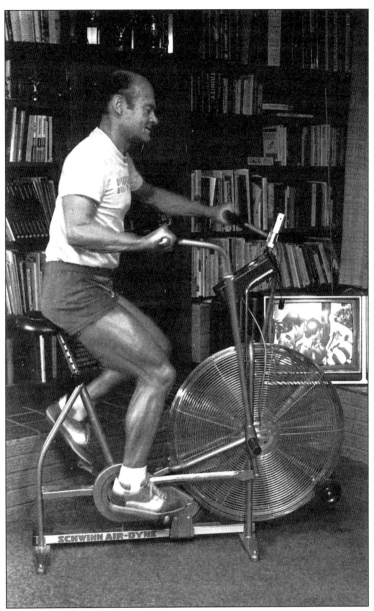

Ausdauertraining zu Hause bei laufendem Fernseher. Das Schwinn Air-Dyne eignet sich hervorragend dazu, die Muskeln des Ober- und Unterkörpers zu trainieren. Foto: Guy Appelman

ßen Brustmuskeln wären nur eine zusätzliche Last. Und doch gibt es in Ausdauersportarten Situationen, die außergewöhnliche Kraft erfordern, zum Beispiel der besonders steile Berg »Heartbreak Hill« beim Boston Marathon. Deshalb können auch Profi-Ausdauersportler von einem – nicht zu umfangreich bemessenen – Krafttraining profitieren.

Die meisten anderen Sportarten sind irgendwo zwischen diesen beiden Extremen einzuordnen und bedürfen unbedingt einer Kombination von Kraft- und Ausdauertraining. Das Ringen ist ein gutes Beispiel dafür. Hier brauchen Sie beides; Körperkraft allein reicht nicht aus, Sie müssen auch über eine gute Ausdauer verfügen, denn ein Ringkampf geht über einen längeren Zeitraum. Gleiches gilt für Sportarten wie Rudern, Bergsteigen, Cross-Country- oder Hürdenlauf. Auch die meisten Mannschaftssportarten (Fußball, Basketball, Baseball, Hockey, etc.) setzen eine Kombination von Kraft und Ausdauer voraus. Selbst außerhalb der Wettkampf-Arena, im täglichen Leben, kommen Sie ohne Kraft und Ausdauer nicht aus: Treppensteigen, Koffertragen oder – Gott bewahre – das Anschieben Ihres Autos sind gute Beispiele dafür. Aus diesem Grund stellt sich nicht die Frage, *ob* Bodybuilding und Ausdauertraining kombiniert werden sollten, sondern *wie* das am besten geschehen kann.

Zunächst möchte ich eine deutliche Warnung aussprechen: Trainieren Sie nicht zuviel. Übertraining ist die wohl größte Gefahr beim Kraft- und Ausdauertraining. Und machen Sie es nicht noch schlimmer, indem Sie in beiden Disziplinen zuviel trainieren. George Sheehan hat in den Fachzeitschriften *The Physician & Sportsmedicine* und *The Runner* wiederholt darauf hingewiesen, daß der Laufsport mittlerweile der Vorgabe »weniger ist mehr« folgt. Sheehan liefert ein Beispiel aus dem »Bare Minimum Track Club« in Columbia, South Carolina. Die Läufer dieses Vereins trainieren heute nach einem Programm, das aus einem Geschwindigkeitstraining in der Mitte der Woche, einem Gruppen-Langstreckenlauf am Wochenende und einem weiteren Lauftraining pro Woche besteht. Sheehan schreibt, daß das heutige Trainingspensum nur noch der Hälfte des Zeitaufwands vor einem Jahr entspricht. »Durch diese Neuregelung,« schrieb Sheehan, »konnten die Mitglieder ihre Zeiten beim Marathon und beim 10km-Lauf dramatisch verbessern.« Sheehans eigene Erfahrungen aus 30 Jahren Laufsport decken sich mit diesem Ergebnis. Als er mit dem Training begann, folgte er dem Trend der Zeit: Viele Trainingseinheiten und große Distanzen. Er lief fünf Tage in der Woche, legte einen Tag Pause ein und startete am Wochenende bei Wettkämpfen. Mit den Jahren veränderte er sein Programm immer mehr, hin zu mehr Erholungstagen und kürzeren Distanzen; hinzu kam auch ein Geschwindigkeitstraining. »Kurze Distanzen mit hoher Intensität«, so beschreibt er sein Training heute. Die Ergebnisse sprechen für sich: Er konnte sich deutlich verbessern. »Meine Zeiten über 10 Kilometer werden immer besser. Neulich habe ich eine halbe Marathonstrecke in einer sehr guten Zeit geschafft,« schreibt Sheehan. Wie gesagt, der Trend in den Ausdauersportarten geht in Richtung weniger Training. Sheehan faßt es so zusammen: »Die großen Kilometerleistungen der Vergangenheit werden heute als überflüssig betrachtet, ja sogar als leistungsmindernd: Die Verletzungsgefahr steigt an und die Leistung wird nicht besser; in vielen Fällen nimmt sie sogar ab.«

Die Formel für Erfolg im Sport liegt in der Intensität der Trainingseinheiten, weniger in ihrer Dauer oder Häufigkeit. Im Buch »Exercise Physiology« wird auf eine Studie zurückgegriffen, bei der eine Gruppe von Sportlern nach zehn Wochen abwechselndem Lauf- und Radtraining (40 Minuten pro Tag, sechs Tage pro Woche) eine Leistungssteigerung von 25% verbuchen konnte. Dann wurden die Probanden in drei Gruppen eingeteilt; es wurde entweder die Anzahl der Trainingseinheiten pro Woche, die Dauer der Trainingseinheiten oder die Intensität des Trainings vermindert. Die Ergebnisse werden Sie überraschen.

Wurde bei gleicher Trainingsdauer und Intensität die Anzahl der Trainingseinheiten von vier auf zwei Tage pro Woche reduziert, ergab sich kein Abfall der aeroben Leistungsfähigkeit. Blieben Intensität und Anzahl der wöchentlichen Trainingseinheiten unverändert, aber die Dauer einer Trainingseinheit wurde von 40 Minuten auf 26, später auf 13 Minuten reduziert, zeigte sich wiederum kein Leistungsabfall. Erst eine Verringerung der Trainingsintensität, bei gleichbleibender Anzahl der Trainingseinheiten und gleichbleibender Trainingsdauer, führte zu einem deutlichen Leistungsabfall! Wenn weniger intensiv trainiert wurde, nahm die Leistung ab, selbst wenn 40 Minuten pro Tag, sechsmal pro Woche trainiert wurde. Daraus können wir den Schluß ziehen, daß ein intensives Training ruhig kurz sein kann. Anders formuliert: Für gute Ergebnisse muß nicht lange, sondern kurz und hart trainiert werden.

Ich kenne keine vergleichbare Studie, die sich mit Bodybuilding befaßt, doch meine Erfahrungen in diesem Bereich lassen auch hier den gleichen Schluß zu: Ein kurzes, aber intensives Training ist der Schlüssel zu guten Ergebnissen beim Muskel- und Kraftaufbau. Ebenso wie George Sheehan, wurde auch ich mit einer Leistungssteigerung belohnt, als ich den Trainingsumfang einschränkte. Ich habe keine Statistiken zur Hand, um es zu beweisen, doch ich bin überzeugt, daß Bodybuilder heute weniger trainieren und deshalb besser sind als früher. Die Qualität des Trainings, nicht dessen Dauer, ist wichtig. Das »weniger ist mehr«-Prinzip läßt sich auch auf die Verbindung von Kraft- und Ausdauertraining anwenden. Hochintensive, kurze und abwechslungsreiche Trainingseinheiten erzielen in beiden Bereichen die besten Ergebnisse. Daher sollte es selbst für Menschen mit wenig Zeit kein Problem darstellen, einem ausgewogenen Trainingsplan zu folgen, der Fortschritte bei Ausdauer, Muskelaufbau und Fettreduktion ermöglicht.

Eine Studie in der Zeitschrift *The Physician & Sportsmedicine* beantwortet die Frage, ob es Sinn macht, am gleichen Tag sowohl Ausdauer als auch Kraft zu trainieren. Die Versuchspersonen führten 15 bis 20 Wiederholungen einer Kraftübung für die Beinmuskulatur durch. Anschlie-

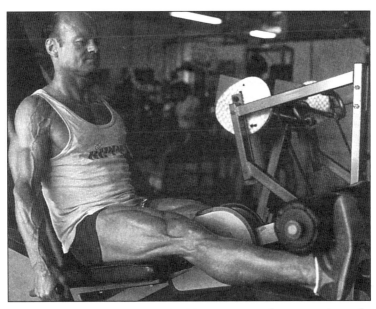

Ausdauersportler und Bodybuilder trainieren heute weniger als früher und erzielen so bessere Ergebnisse. Sie trainieren kürzer, aber härter. Foto: Bill Reynolds

ßend folgten acht anstrengende, 3-minütige Sprints auf dem Fahrrader-gometer. Die Ergebnisse dieser Gruppe wurden mit denen einer anderen Gruppe verglichen, die das Krafttraining an einem Tag durchführte und das Ausdauertraining am nächsten. Während sich die Ausdauerleistung in beiden Gruppen gleich entwickelte, zeigte »die Gruppe, die Kraft- und Ausdauertraining am gleichen Tag durchführte, einen geringeren Kraftaufbau.« Die Wissenschaftler empfahlen, Kraft- und Ausdauertrai-ning besser an verschiedenen Tagen durchzuführen. Zwar wurde in die-ser Untersuchung nicht näher darauf eingegangen, warum die Gruppe mit täglich wechselndem Trainingsprogramm mehr Kraft aufgebaut hat-te, doch die Gründe dafür liegen auf der Hand: Wenn Sie sich an einem Tag voll auf das Krafttraining konzentrieren und am nächsten auf das Ausdauertraining, dann erhöhen Sie jeweils die Intensität des Trainings. Ich habe es selbst oft versucht, aber es ist einfach unmöglich, sowohl Bo-dybuilding als auch Ausdauer hochintensiv am gleichen Tag zu trainie-ren.

Ein Bodybuilder, der Ausdauertraining nur in geringem Umfang ne-ben seinem Gewichtstraining einsetzt, kann ohne Probleme beide Trai-ningsarten am selben Tag ausführen. Ähnlich kann ein Läufer, der nur etwas Krafttraining nebenbei betreibt, beides an einem Tag erledigen. In diesem Fall konzentrieren sich beide Sportler auf ihr Hauptgebiet und trainieren die zweitrangige Disziplin mit geringerer Intensität. Wenn Sie aber das Beste aus beiden Welten wollen, größtmögliche Muskelentwick-lung bei bestmöglicher Ausdauerleistung (und damit optimalen Fettab-bau), dann empfiehlt es sich, beides getrennt zu trainieren.

Zu guter Letzt sollten wir darauf zu sprechen kommen, wie oft Sie trainieren sollten. Ich bin der Meinung, zwei hochintensive Trainingsein-heiten pro Woche sind genug. Überschreiten Sie dieses Limit, so hat das ernste Auswirkungen auf Ihr Immunsystem, wie Dr. David Nieman von der Appalachian State Universität in North Carolina herausgefunden hat. Nieman beruft sich auf eine Studie mit 2.300 Läufern, die 1987 am Los Angeles Marathon teilnahmen. In den zwei Monaten vor dem Ren-nen erkrankten etwa 40% der Teilnehmer. »Bei den Läufern, die in der Vorbereitung mehr als 60 Meilen pro Woche zurückgelegt hatten, wurde im Vergleich zu denen, die nur 20 Meilen pro Woche trainierten, eine doppelt so hohe Krankheitshäufigkeit festgestellt«, so Nieman. Weiter-hin fiel auf, daß 13% der Teilnehmer am Marathon innerhalb der ersten Woche nach dem Wettkampf krank wurden, aber nur 2% der Läufer, die sich zwar auf den Marathon vorbereitet, aber auf eine Teilnahme verzichtet hatten.

Warum wurden die Läufer mit hohem Trainingspensum häufiger krank? Dr. Nieman kam zu dem Schluß, daß die große Belastung die Aktivität ihrer T-Killerzellen verringert hatte. Diese Zellen sind wichtiger Bestandteil des körpereigenen Immunsystems; sie umhüllen und vernichten Fremdkörper wie Viren oder Bakterien, die in den Körper eindringen. Bei weiteren Untersuchungen an einer kleinen Gruppe von Läufern konnte Dr. Nieman nachweisen, daß die Aktivität der Killerzellen nach einem langen und anstrengenden Training sechs Stunden lang um 30% vermindert war. Doch Dr. Nieman konnte auch positive Ergebnisse vorweisen. Ein moderates Training stärkt das Immunsystem, wie eine Studie mit Frauen belegt, die fünfmal pro Woche trainierten, indem Sie einen 45 Minuten langen, forcierten Spaziergang unternahmen. Die Aktivität ihrer Killerzellen erhöhte sich merklich. »Es scheint, daß die Spaziergänge Killerzellen aus der Milz in den Blutkreislauf schleusen,« so Dr. Nieman. Diese Gruppe litt nur halb so oft unter Erkältungen, wie die Kontrollgruppe, die nicht trainiert hatte.

Auch ich bin in Zeiten harten Trainings oft krank geworden. Das letzte Mal erst vor einigen Monaten. Ich bekomme eigentlich selten eine Erkältung, aber während der Vorbereitungen auf den zuvor erwähnten Ruderwettbewerb hatte ich zweimal damit zu kämpfen. In meinem Trainingstagebuch findet sich dazu folgende Eintragung: »Ich muß wohl zuviel trainiert haben. Meine körpereigene Abwehr scheint geschwächt.« Zu der Zeit führte ich dreimal pro Woche ein anstrengendes Rudertraining durch. Nach besagtem Wettbewerb, als ich das Rudertraining auf einmal pro Woche beschränkte, habe ich keine Erkältung mehr bekommen.

Auf der Basis all unserer Überlegungen zur Kombination von Kraft- und Ausdauertraining muß ein Trainingsplan für alle, die einen maximalen Erfolg mit einem Minimum an Zeit erzielen wollen, folgendermaßen aussehen: Trainieren Sie an vier Tagen pro Woche, zwei Tage Bodybuilding und zwei Tage Ausdauertraining. Jeweils ein Bodybuilding-Training und ein Ausdauertraining sollten hochintensiv ausfallen, die beiden anderen Trainingseinheiten weniger anstrengend. Kürzen Sie das Training einfach ab, oder verringern Sie die Intensität der Übungen. Die restlichen drei Tage gehen Sie schlicht spazieren. Für ein erfolgreiches Training, das nicht nur gesund und lebensverlängernd wirkt, sondern auch

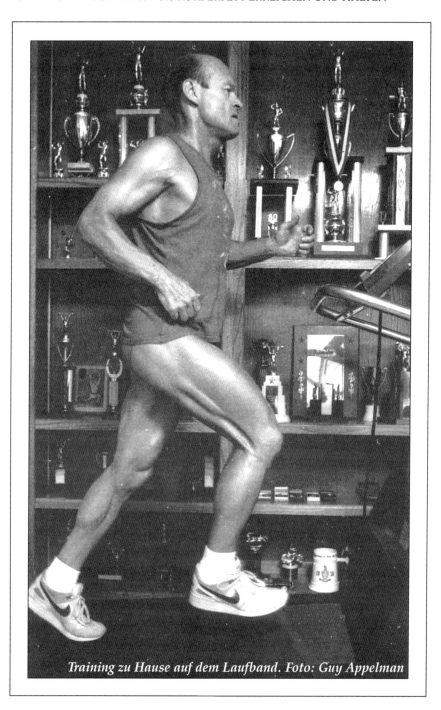

Training zu Hause auf dem Laufband. Foto: Guy Appelman

für größtmöglichen Fettabbau sorgt, müssen Sie also nicht nur den Körper, sondern auch den Verstand einsetzen. Das Ultraschlank-Trainingskonzept müßte sich in den Terminplan der meisten Leute einbauen lassen. Und eines kann ich Ihnen garantieren: Es funktioniert. Weitere Einzelheiten dazu erfahren Sie in Kapitel 7. Es befaßt sich mit dem genauen Trainingsplan. Doch lassen Sie uns zunächst eine weitere Komponente des Ultraschlank-Programms betrachten: Abwechslung.

Erfolg durch Abwechslung

Es gibt keinen Königsweg beim Training. Nach einiger Zeit reagiert der Körper auf gewisse Übungen nicht mehr. Sie haben ein Plateau erreicht, wie der Bodybuilder sagt. Um weiter zu kommen, müssen Sie Ihr Training ändern. Der Körper stellt sich auf die neue Situation ein, reagiert mit weiterem Muskelwachstum und Sie können einen neuen Erfolg verbuchen. Der Körper kann auch nur eine bestimmte Belastung verkraften. Um Verletzungen durch Überlastung oder Ermüdung zu verhindern, müssen Sie die Trainingsbelastung immer wieder ändern. Ruhetage sind enorm wichtig, damit der Körper sich vom Training erholen kann. Und vergessen Sie nicht, daß das Ganze Spaß machen soll; ein immer gleiches Training wird schnell langweilig. Auf den nächsten Seiten will ich Sie davon überzeugen, daß ein abwechslungsreiches Training bessere Erfolge verspricht.

Einer der Gründe dafür liegt in den Reaktionen des Körpers auf die Belastung durch Training. Schon in den Dreißiger Jahren beschrieb Dr. Hans Selye den »Allgemeinen Adaptionsprozess«. Nach Selyes Theorie durchläuft ein Sportler drei Anpassungsphasen. Die erste Phase bezeichnet er als »Alarmphase«, sie zeichnet sich durch einen zeitweiligen Leistungsabfall aus, bedingt durch Verspannungen und Muskelkater. Während der zweiten, der »Widerstandsphase«, paßt sich der Körper der Trainingsbelastung an, indem er stärker wird. Doch wenn das Training übertrieben wird, erreicht der Körper die dritte, die »Ermüdungsphase«. In diesem Stadium ist keine weitere Anpassung mehr möglich. Kurz gesagt, der Körper reagiert nicht mehr auf das Training – selbst beim besten Trainingsplan.

Emil Zatopek, Olympiasieger von 1952 über 5.000m, 10.000m und im Marathon, hat dieses Problem anschaulich beschrieben: »Der Körper ist wie eine Feder – man preßt sie zusammen und anschließend springt sie auseinander. Je stärker man die Feder zusammenpreßt, desto weiter springt sie. Wenn das Training aber nicht begrenzt wird, leiert die Feder aus.« Fortschritte lassen sich immer nur in Stufen erzielen. Ein Sportler sollte auf das Ziel hinarbeiten, sich dann ausruhen und anschließend weitermachen. Ich empfehle daher ein abwechslungsreiches Trainingsprogramm, daß sich an Dr. Selyes Stress-Modell orientiert: Auf eine Phase der Anstrengung muß eine Ruhephase folgen. Der sowjetische Sportwissenschaftler Dimitri Matvejew hat in den sechziger Jahren ein Trainingsmodell entwickelt, daß ebenfalls auf Dr. Selyes Theorie aufbaut. Er nannte es »Periodisierung«.

Die meisten modernen Trainingspläne beruhen auf einer Periodisierung. Das Training gestaltet sich in Zyklen mit schrittweiser Erhöhung der Intensität, gefolgt von einem Stadium leichten Trainings. In jedem Zyklus wird das Training in Art, Ausmaß und Intensität verändert. Dafür gibt es einen simplen Grund: Es wird in einem Zyklus jeweils so lange trainiert, bis man kurz vor einem Plateau steht. Dann wird ein neuer Zyklus begonnen, bei dem der Körper auf andere Weise belastet wird. Zum Beispiel kann ein Läufer dem Straßenlauf ein Intervalltraining auf der Wettkampfbahn folgen lassen. Ein Bodybuilder könnte einen Zyklus mit leichten Gewichten und vielen Wiederholungen ausführen und im nächsten zu Übungen mit schweren Gewichten und wenigen Wiederholungen übergehen.

Periodisierung beruht auf der Annahme, daß ein Sportler sich besser auf immer neue Belastungen einstellen kann, als auf eine gleichbleibende. Diese Ansicht wird auch von Dr. Michael Stone und Harold O'Bryant vertreten. Trainingsmüdigkeit und ausbleibende Erfolge sind oft die Folge von »monotonen, immer gleichen Übungen«. Zwar reagiert der Körper anfangs auf eine Serie von Übungen sehr gut. Die ständige Wiederholung des gleichen Trainingsprogramms (Monotonie) dagegen ermüdet den Körper nach einiger Zeit und er kann nicht mehr auf die Belastung reagieren. Nach Stone und O'Bryant können Sie die größten Erfolge erzielen, wenn Sie Ihr Trainingsprogramm abwechslungsreich gestalten. Das hängt mit den unterschiedlichen Anpassungssystemen des Körpers zusammen. Fred Hatfield erklärt es im Buch »Bodybuilding: A Scientific Approach« (Contemporary Books, 1984) so: »Jede Komponente paßt sich auf ihre Weise der Belastung an. Durch regelmäßige Überlastung wird sie gezwungen, zu wachsen oder sich zu vermehren. So schützt sich das System davor, zerstört zu werden. Wenn die Belastung sich laufend ändert, kann deshalb maximales Muskelwachstum erreicht werden.«

Ein Bodybuilder sollte den wichtigsten Bestandteilen der Muskelzellen, den Myofibrillen (Muskelfasern) und Mitochondrien (Energieproduzenten in der Zelle), besonderes Augenmerk schenken und sie auch gesondert trainieren. Die Myofibrillen sind für die Muskelkontraktion und damit für die Kraftentfaltung zuständig. Die Mitochondrien sorgen dafür, daß Kraft über einen längeren Zeitraum ausgeübt werden kann; sie dienen der muskulären Ausdauer. Um einen maximalen Muskelaufbau zu erzielen, müssen beide Komponenten der Muskelzellen trainiert werden. Das läßt sich durch die Anwendung des Periodisierungsprinzips beim Training erreichen. Die Myofibrillen werden optimal trainiert, indem Sie mit schweren Gewichten und geringer Wiederholungszahl (sechs bis zehn) trainieren. Um Anzahl und Größe der Mitochondrien zu erhöhen, verwenden Sie am besten leichtere Gewichte und viele Wiederholungen (15 bis 25). Ein Mittelweg stellt das Training mit mittlerer Wiederholungszahl und mittelschweren Gewichten dar; es regt gleichzeitig das Wachstum von Myofibrillen und Mitochondrien im Muskel an. Für eine optimale Muskelentwicklung müssen alle drei Systeme angewendet werden; dafür eignet sich eine Periodisierung des Trainings am besten.

Durch Periodisierung belasten Sie zunächst eine Partie des Körpers, dann eine andere. Systematische Abwechslung der Übungen verhindert Übertraining und verspricht eine kontinuierliche Leistungssteigerung. Sowohl beim Kraft-, als auch beim Ausdauertraining macht eine Periodisierung Sinn. Das bringt uns zu einem verwandten Konzept, dem Cross-Training. Cross-Training hilft, ebenso wie Periodisierung, Übertraining zu verhindern und absolute Fitness aufzubauen.

Frank Shorter, Goldmedaillengewinner im Marathon bei der Olympiade 1972, lief bis vor kurzem noch immer 70 Meilen pro Woche. Laufen machte ihm offensichtlich Spaß, er dachte gar nicht daran, aufzuhören. Er hatte aber mit einem Problem zu kämpfen: »Der Körper bestimmt, wieviel Spaß man hat.« Er zog die Konsequenz und wechselte zum Cross-Training. Die Hälfte seiner 13 Trainingseinheiten pro Woche haben jetzt nichts mehr mit dem Laufsport zu tun. Und doch erlaubt ihm das Cross-Training, mehr und härter zu trainieren. Neben Lauftraining enthält Shorters Trainingsplan jetzt Aerobics, Radfahren auf dem Ergometer und auf der Straße, Schwimmen, Skilanglauf und Bodybuilding. Aber auch Frank Shorter wurde erst aus Schaden klug. Eine Operation am Fußgelenk zwang ihn, auf Cross-Training umzusteigen. Damals kam es ihm zunächst darauf an, während der Genesung seine Kondition so gut wie möglich zu halten, deshalb begann er mit dem Radfahren. Mehr als eine Stunde trat er jeden Tag in die Pedale, immer in Sorge, seine Ausdauerleistung für den Laufsport könnte abnehmen. Überrascht stellte er fest, daß er nichts von seiner Kondition verloren hatte, als er nach der Rehabilitation das Lauftraining wieder aufnahm. Diese Erfahrung brachte ihn dazu, weitere Übungen in seinen Trainingsplan einzugliedern. Heute ist er ein überzeugter Vertreter des Cross-Trainings.

Eigentlich kann es nicht überraschen, daß Radfahren Shorters Leistung beim Laufen erhalten hat. »Wenn der Körper wirklich beansprucht wird, kann das Herz nicht unterscheiden, ob die Arme oder die Beine arbeiten,« sagt Dr. Tom LaFontaine, Sportarzt und aktiver Triathlet. »Egal, wie Sie trainieren, es hat positive Auswirkungen auf das Herz-Kreislaufsystem.« Deshalb kann Radfahren auch ein Lauftraining ersetzen, vorausgesetzt, Sie trainieren mit gleicher Intensität.

Der Hauptvorteil des Cross-Trainings liegt auf der Hand: Es erlaubt, mehr und härter zu trainieren, da sich die Belastung auf unterschiedliche Bereiche des Körpers verteilt. So sagt der Sportarzt Gabe Mirkin: »Wenn Sie laufen, wird hauptsächlich die Wadenmuskulatur beansprucht. Beim Radfahren liegt die Belastung vorwiegend im Knie- und Hüftbereich, weniger in der Oberschenkelmuskulatur. Wenn Sie Laufen und Radfahren abwechseln, dann werden verschiedene Körperregionen gefordert; so kann sich jeweils ein Körperteil erholen.« Nur deshalb kann Frank Shorter 13 Trainingseinheiten pro Woche aushalten. Wenn er dabei jedesmal laufen würde, könnte Shorter nach kurzer Zeit gerade noch zur Startlinie humpeln, so erschöpft wäre er.

Wir haben bereits angesprochen, daß auch Ausdauertraining Veränderungen im Muskelgewebe hervorruft. Ausdauertraining verändert jede einzelne Muskelzelle dahingehend, Sauerstoff effizient zu verarbeiten und Fett zu verbrennen. Aber wenn Sie rundum fit und leistungsfähig sein wollen, dann müssen Sie den ganzen Körper trainieren. Selbst wenn Herz- und Lungenfunktion vom Ausdauertraining profitieren, trifft das für die Muskeln nur bedingt zu. Nur die an der Ausdauerübung beteiligten Muskeln werden gefordert. Durch Abwechslung beim Training kann also nicht nur die Kondition verbessert werden, auch die Belastung wird verteilt und damit vom Körper besser verkraftet. Allerdings reicht es nicht aus, nur zu laufen oder Rad zu fahren, damit werden überwiegend die Muskeln des Unterkörpers gefordert. Wenn Sie wirklich fit sein wollen, dürfen Sie die Oberkörpermuskulatur nicht

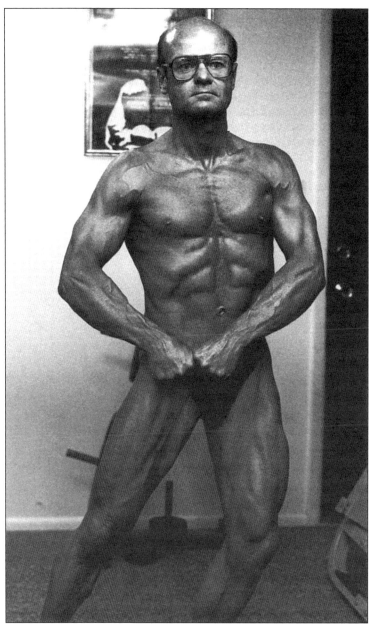

*Abwechslungsreiches Training macht Spaß und hält den
Körperfettanteil niedrig. Foto: Guy Appelman*

außer Acht lassen. Deshalb hat Frank Shorter auch Aerobics, Schwimmen, Skilanglauf und Bodybuilding in seinen Trainingsplan eingebaut. Sie könnten Rudern oder Bergsteigen ohne weiteres hinzufügen, ebenso wie Turnen oder Kampfsport. Wichtig ist dabei nur, daß alle Muskeln des Körpers trainiert werden – Ober- und Unterkörper, Arme und Beine.

Ein weiterer Aspekt eines ausgewogenen Trainingsprogramms ist die Erholung. Der Körper braucht Erholungsphasen, in denen er sich regeneriert. Daher macht es Sinn, leichte und harte Trainingstage einander abwechseln zu lassen. Erfunden wurde dieses Konzept von Bill Bowerman, der schon 24 Olympia-Teilnehmer als Trainer betreut und die Leichtathletik-Mannschaft der Oregon Universität zu vielen Siegen bei NCAA-Wettkämpfen (National College Amateur Association) geführt hat. Bowerman ist so etwas wie ein Guru in der Laufsportszene der USA. Er ist überzeugt davon, daß auf jeden Tag mit hartem Training einer mit leichter Belastung folgen muß. Die größte Gefahr für Leichtathleten sei Übertraining, dem Körper mehr zuzumuten, als er aushalten kann, so Bowerman. Deshalb achtet er darauf, nach einem harten Trainingstag immer mehrere leichte Trainingstage einzulegen. So kann sich der Körper trotz regelmäßigen Trainings optimal erholen, bis er bereit ist für eine weitere, harte Trainingseinheit.

Marty Liquori, ehemaliger Weltklasse-Läufer, heute Sportkommentator beim Fernsehen, erklärt die Beutung von leichten Trainingstagen in seinem Buch »Guide for the Elite Runner« (Playboy Press, 1980): »Es ist ganz einfach, man kann nicht jeden Tag 110% geben, ohne damit zu rechnen, daß man spätestens nach fünf Tagen wie ein Käfer auf dem Rücken liegt und nichts mehr geht. Der Körper braucht beides, die Belastung durch hartes Training und die Erholung bei leichter Belastung, um sich optimal zu entwickeln.«

Neben den Leichtathleten haben auch die Kraftsportler dieses Konzept übernommen. Jan und Terry Todd drücken es in ihrem Buch »Lift Your Way to Youthful Fitness« (Little, Brown & Co., 1985) so aus: »Studien zur Periodisierung haben ergeben, daß sich der größte Kraftzuwachs einstellt, wenn ein Muskel höchstens einmal pro Woche hart trainiert wird. So erhält der Körper genügend Zeit für die Erholung und man erzielt viel bessere Fortschritte, als wenn jede Trainingseinheit schwer ausfällt.« Das deckt sich mit den Ergebnissen, die Dr. Nieman über den Zusammenhang mit hartem Training und der Schwächung des Immunsystems veröffentlicht hat. Nieman hatte empfohlen, nicht mehr als zwei anstrengende Trainingseinheiten pro Woche durchzuführen.

Der letzte, aber gewiß nicht unwichtigste Grund für ein abwechslungsreiches Training ist der Spaß bei der Sache. »Langeweile erledigt die meisten Trainingsprogramme,« meinen Jan und Terry Todd. »Die Leute werden es einfach leid, immer dasselbe zu machen, egal ob sie am Fließband stehen, oder ihre Runden in der Turnhalle drehen.« Frank Shorter ist übrigens der gleichen Meinung: »Wenn es keinen Spaß macht, dann lassen Sie es.« Ein gutes Trainingsprogramm muß Spaß machen. In der Reihe der Argumente für ein abwechslungsreiches Training ist dies wohl das Wichtigste.

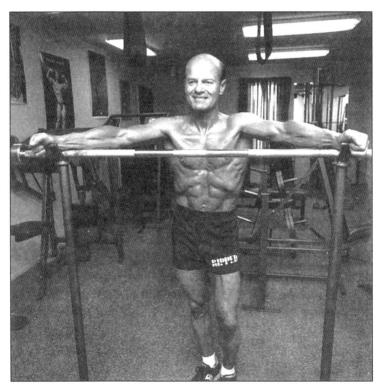

Eine Periodisierung des Trainings sorgt für rasche Fortschritte. Da jede Phase anders ausfällt, muß der Körper sich immer wieder aufs Neue der Belastung anpassen. Foto: Guy Appelman

Zielorientierter Erfolg

Den meisten Leuten bereitet es Probleme, bei einem Trainingsprogramm zu bleiben. Früher oder später verlieren sie das Interesse und beginnen, nach immer neuen Ausreden zu suchen, um ein Training ausfallen zu lassen. Dabei ist gerade Kontinuität, also »dabei bleiben«, das Wichtigste. Dr. William Evans und Dr. Irwin Rosenberg äußern sich in ihrem Buch »Biomarkers« (Simon & Schuster, 1991) – übrigens ein Meilenstein zum Thema Krafttraining und Verlangsamung des Alterungsprozesses – so: »Nehmen wir einmal an, zwei Sportler verfügten über die gleichen Fähigkeiten und gleich gute genetische Voraussetzungen. Dann wird die konsequente Durchführung des Trainingsprogramms darüber entscheiden, wer der bessere von beiden ist.«

Studien von Evans und Rosenberg, durchgeführt an der Tufts University, zeigen, daß sogar der Körper von sehr alten Menschen positiv auf das Training reagiert. In einer Studie mit zehn Männern und Frauen im Alter von 87 bis 96 Jahren konnten die Versuchspersonen ihre Muskelkraft durch ein achtwöchiges Trainingsprogramm verdreifachen. Klar, daß ein gutes Training auch Erfolge bringt. Das Problem aber bleibt die Motivation.

Meine Trainingziele haben sich über die Jahre verändert. Ich trainiere jetzt schon so lange, weit mehr als 40 Jahre, daß Training ein Teil meines Lebens geworden ist. Ich kann mir ein Leben ohne gar nicht mehr vorstellen. Training ist auch Teil meines Charakters geworden. Man könnte sagen, es ist in meine Psyche eingebrannt. Nur wenn ich regelmäßig trainiere, kann ich mit Gewißheit sagen: »Ich fühle mich gut.« Und doch steckt noch mehr dahinter. Training gibt mir ein Gefühl der Kontrolle – Kontrolle über meinen Körper und über mein Leben. Ich weiß, was ich tue. Der berühmte Boxer Sugar Ray Leonard hat einmal gesagt: »Wenn ich nicht trainiere, weiß ich nicht, wer ich bin. Das Training gibt meinem Leben einen Sinn. Die Stunden des Trainings sind die einzigen in meinem Leben, wo ich genau weiß, was ich tue.«

Mit zunehmendem Alter wird mir immer stärker bewußt, daß auch ich sterblich bin; ein weiterer, wichtiger Grund für regelmäßiges Training. Früher ist es mir kaum aufgefallen, doch wenn ich heute Menschen meines Alters betrachte, dann fällt mir auf, wie schnell sie verfallen. Es scheint, als würden ihre Haare über Nacht grau und ihre Taillen gehen in die Breite. Mit jedem Jahr, das vergeht, wächst die Kluft zwischen denen, die trainieren und sich um ihren Körper kümmern und denen, die es nicht für nötig halten. Das gibt meinem Training eine ganz neue Bedeutung. Arnie Jensen, der bereits erwähnte Spezialist für Gesundheitsvorsorge, hat mir versichert, daß ich selbst mehr für mein Wohlbefinden tun kann, als er es mit Medikamenten könnte. Evans und Rosenberg haben in ihrem Buch »Biomarkers« geschrieben: »Sie selbst sind verantwortlich für Ihre Gesundheit, während des ganzen Lebens...« Dieser Satz bewahrheitet sich mit jedem Jahr mehr. Wenn Sie aus den Mühlen des Gesundheitssystems so lange wie möglich heraus bleiben wollen, dann trainieren Sie fleißig und ernähren Sie sich richtig. Evans und Rosenberg, beides Experten auf dem Gebiet der Altersforschung, weisen auf einen Passus in Ern Baxters Buch »I Almost Died« hin. In diesem Buch, daß er nach einem Herzinfarkt geschrieben hat, heißt es: »Wenn der Lebensstil den Körper nicht kontrolliert, dann wird sehr bald der Körper den Lebensstil kontrollieren. Sie haben die Wahl.«

Sie wissen jetzt, warum ich mich für ein regelmäßiges Training entschieden habe. Nun müssen Sie sich darüber klar werden, welche Bedeutung ein Trainingsprogramm für Sie haben kann. Gehen Sie sicher, daß Ihr Ziel klar und faßbar ist (»Weil es gut für mich ist!« ist zu allgemein). Sie brauchen greifbare Erfolgserlebnisse und positives Feedback, möglichst nach jeder Trainingseinheit.

Arnold Schwarzenegger hat einmal über das tägliche, fünfstündige Training zu seiner aktiven Zeit gesagt: »Es hatte eigentlich nichts mit Disziplin zu tun, ich habe es einfach genossen. Jedes Mal, wenn ich ins Studio ging, wußte ich, daß ich dem Ziel einen Schritt näher komme.« Arnolds Training sieht heute anders aus, da sich seine Ziele geändert haben. Er trainiert nur noch eine Stunde pro Tag; weniger Bodybuilding, dafür mehr Ausdauertraining. Sie können aber davon ausgehen, daß es ihm immer noch großen Spaß macht. Auch Sie sollten versuchen, aus jeder Trainingseinheit eine positive Erfahrung zu ziehen. Strukturieren Sie Ihr Training so, daß es Ihnen ein Gefühl der Zufriedenheit gibt. Am Ende einer jeden Trainingseinheit sollten Sie sich ein Ziel für das nächste Training stecken; eines, das erreichbar ist. Nichts kompliziertes wird hier verlangt, nur daß Sie sich ein paar Minuten Zeit nehmen und kurz darüber nachdenken, z.B. beim Duschen nach dem Training, was Sie beim nächsten Mal erwartet. Im Idealfall werden Sie eine Leistungssteigerung erreichen – einige Kilo mehr heben, einige Wiederholungen mehr durchführen, schneller laufen oder radfahren. Übertreiben Sie es aber nicht, eine kleine Verbesserung bei jeder Trainingseinheit reicht völlig

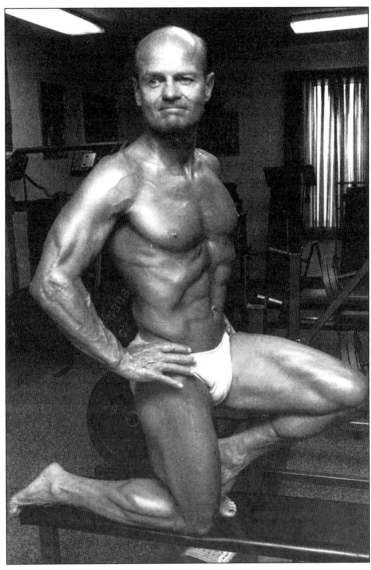

Ein erfolgreiches Training ist die Bestätigung, daß Sie Ihrem Ziel näherkommen. Dafür müssen Sie sich Nahziele setzen, die in jeder Trainingseinheit erreicht werden können: Etwas mehr Gewicht, einige Wiederholungen mehr, oder eine höhere Laufgeschwindigkeit. Foto: Guy Appelman

aus. Training sollte immer eine angenehme Erfahrung sein. Bewahren Sie sich deshalb stets etwas für die nächste Trainingseinheit auf. Machen Sie es Arnold Schwarzenegger nach, kommen Sie Ihrem Ziel mit jeder Trainingseinheit ein Stück näher. Aber lassen Sie sich Zeit dabei. Denn wenn Sie jedesmal bis zum Limit gehen, wird es schwer, beim nächsten Mal noch mehr zu geben.

Der Trick dabei ist, sich immer ein »Nahziel« zu setzen und es dann mit kleinen Schritten zu erreichen. Wenn das Ziel erreicht ist, legen Sie eine Pause ein, freuen sich über das Erreichte, und setzen sich ein neues Ziel. In »Biomarkers« erinnern Evans und Rosenberg an die Notwendigkeit, sich immer neue Ziele zu setzen. »Anhaltende Motivation rührt nicht vom Erreichen eines Ziels her, sondern vom Erarbeiten desselben. Wenn ein Ziel erreicht oder ein Wunsch erfüllt ist, erleben viele Leute einen Tiefpunkt, eine regelrechte Depression. Das kann überwunden werden, wenn man sich ein neues Ziel setzt. Mit einer neuen Herausforderung vor Augen kann man sich wieder auf den Weg machen, dieses Ziel zu erreichen.« George Sheehan drückt es so aus: »Freude entsteht aus der Vorfreude.« Der Psychologe und Philosoph William James schreibt in seiner Abhandlung »Is Life Worth Living?«: »Der Kampf um die Befriedigung unserer Bedürfnisse ist es, was uns begeistert und inspiriert; die Stunde des Triumphs bringt nur Ernüchterung.«

Es ist also gar nicht so schwer, die Motivation für ein regelmäßiges Training aufrecht zu erhalten: Suchen Sie sich ein Trainingsziel, arbeiten Sie hart daran und wenn Sie es geschafft haben, dann suchen Sie sich ein neues. So wird Ihr Training niemals langweilig, sondern zur ständigen Herausforderung. Sie werden sich von einem Erfolg zum nächsten kämpfen, und gewinnen, was immer Sie sich vorgenommen haben: Einen ultraschlanken Körper, eine ausgeprägte Muskulatur, ein gut trainiertes Herz-Kreislaufsystem, oder alles zusammen.

*

6. KAPITEL

DIE MAHLZEITEN
ERNÄHRUNGSBEISPIELE FÜR EINEN TAG

Schlank durch naturbelassene Lebensmittel
Ich habe schon darauf hingewiesen, daß Sie nicht nur wissen müssen, wie sich der Ernährungsplan gestaltet. Sie müssen vielmehr verstehen, warum er funktioniert. Wenn Sie die Grundlagen kennen, können Sie sich eigene Mahlzeiten zusammenstellen. Im Unterschied zu normalen Diäten werden Sie im Ultraschlank-Ernährungsplan keine Kalorienangaben finden. Es handelt sich dabei nicht um eine Diät im herkömmlichen Sinne, die, wie wir bereits wissen, nur allzu oft versagt. Bei den Mahlzeiten, die hier beschrieben werden, handelt es sich um eine neue Art der Ernährung, eine besondere Art der Mahlzeiten, aber keine Diät.

Ich zähle die Kalorien meiner Mahlzeiten so gut wie nie. Ich achte lieber darauf, was ich esse. Ich empfehle Ihnen, dasselbe zu tun. Wenn Sie die richtigen Lebensmittel auswählen, dann können Sie soviel und so lange essen, wie Sie wollen – ohne zu viele Kalorien aufzunehmen. Ich achte allerdings auf meinen Körperfettanteil. Ich wiege mich jeden morgen und messe auch meinen Taillenumfang. Wenn der Taillenumfang nur leicht wächst, können Sie schon davon ausgehen, daß sich Ihr Körperfettanteil erhöht hat. Ich verändere meine Mahlzeiten dann ein wenig, zähle aber trotzdem noch keine Kalorien; auch Sie können sich das schenken. Wenn Sie trotzdem bei einigen Mahlzeiten auf Kalorienangaben stoßen, so möchte ich Ihnen damit lediglich zeigen, daß unser Ernährungsplan gut überlegt und überaus wirksam ist, was den Abbau von Körperfett angeht.

Im Supermarkt gehen meine Frau Carol und ich als erstes an den Regalen entlang, wo frisches Obst, Gemüse und Milchprodukte zu finden sind. Dann suchen wir nach Reis, Bohnen oder Vollkornprodukten. Gelegentlich werfen wir auch einen Blick in die Kühltruhen, um tiefgefrorenes Obst oder Gemüse einzukaufen. Fertigprodukte oder verarbeitete Lebensmittel werden Sie in unserem Einkaufswagen nicht finden. Wir wollen satt werden, das Essen genießen, aber den Energiebedarf des Körpers nicht überschreiten. Deshalb sollten auch Sie fettarme und ballaststoffreiche Lebensmittel einkaufen und die kalorienreichen Nahrungsmittel außen vor lassen. Bleiben Sie bei den unbehandelten Lebensmitteln, kaufen Sie nach Möglichkeit so ein, wie das Produkt in der Natur gewachsen ist. Verzichten Sie auf Lebensmittel, bei denen Ballaststoffe entfernt und Zucker oder Fett hinzugefügt worden sind. Schon kleine Mengen davon enthalten viele Kalorien; das verführt dazu, mehr als nötig zu essen.

Carol und ich verzehren nur wenige tierische Produkte, da sie fett- und kalorienreich, aber arm an Ballaststoffen sind. Wie Sie bereits wissen, verwenden wir mageres Fleisch, Fisch oder Pute nur in kleinen Mengen zur Geschmacksverbesserung, dafür aber reichlich fettarme Milchprodukte, die viel Protein, Mineralien und Spurenelemente liefern. Genug der Theorie; schauen wir uns die Mahlzeiten im Ultraschlank-Programm einmal an.

Frühstück

1 Tasse Getreidemischung (Haferflocken, Roggen, Gerste)
1 Tasse entrahmte Milch (0,3% Fett)
1 geschälter Apfel
1 Orange, in mundgerechte Stücke geschnitten
einige Eßlöffel Waldfrüchte (Erdbeeren, Brombeeren, Heidelbeeren)
2 Eßlöffel Proteinpulver

Die Getreidemischung liefert das beste Beispiel für ein naturbelassenes Nahrungsmittel. Es wird nur die äußere, ungenießbare Schale entfernt, sonst nichts. Sie finden eine große Auswahl an Vollkornflocken in Reformhäusern; auch Supermärkte bauen ihr Angebot immer weiter aus. Ich mische Haferflocken, Roggen- und Gerstenkörner und koche sie dann mit etwas Wasser, so daß ein Brei entsteht. Jede andere Getreidemischung ist ebenso gut. Versuchen Sie verschiedene Variationen, und Sie werden Ihre Lieblingsmischung finden. (Anm. des Verlages: In Amerika werden Haferflocken, das bekannte »Oatmeal« oder anderes Getreide vor dem Verzehr mit Wasser gekocht; Milch, Früchte und Proteinpulver werden darin eingerührt und sorgen für Geschmack. Natürlich kann die Getreidemischung mit Milch, Früchten und Proteinpulver auch, wie Müsli, kalt angerührt und verzehrt werden.)

Früher habe ich für das Kochen des Getreides gut 45 Minuten gebraucht. Neuerdings benutze ich einen Reiskocher (erhältlich in Asia-Shops), das beschleunigt die Sache enorm. Carol und ich kochen immer gleich größere Mengen vor und bewahren diese dann im Kühlschrank auf; so ist das Ganze kaum aufwendiger, als sich eine Schüssel Cornflakes zu bereiten. Sie können das Frühstück übrigens warm oder kalt essen. Ich gebe der Getreidemischung noch einen Löffel Proteinpulver, sowie etwas Milch hinzu und erhitze das Ganze drei Minuten in der Mikrowelle. Die Früchte nehme ich abends zuvor aus dem Kühlschrank, so daß sie morgens die Raumtemperatur angenommen haben. Während die Mikrowelle ihre Arbeit leistet, bereite ich die Früchte vor. Dann nehme ich die Getreidemischung aus der Mikrowelle und mische die Früchte unter. Obenauf streue ich noch einen Eßlöffel Proteinpulver.

Ich benutze ein Proteinpulver aus Milch- und Eiklarprotein, dem Vitamine und Mineralstoffe zugesetzt sind. Es schmeckt ausgesprochen süß, da es Fruchtzucker und Süßstoff enthält. Mit dem Proteinpulver füge ich der Mahlzeit also nicht nur wertvolle Nährstoffe hinzu, es dient mir auch als »Zuckerersatz«. Proteinpulver ist aber kein Muß. Sie können statt dessen auch jeden anderen, kalorienarmen Süßstoff benutzen.

Natürlich können Sie die Auswahl der Früchte der Saison anpassen. Alles frische Obst eignet sich für das Frühstück. Wenn keine frischen Beeren zu kaufen sind, dann nehmen Sie einfach tiefgefrorene, aber achten Sie darauf, daß ihnen kein Zucker zugesetzt wurde. Sie können die Früchte auch mit der Getreidemischung und der Milch zusammen in die Mikrowelle geben; so tauen sie schnell auf. Als besonderen Genuß können Sie von Zeit zu Zeit ein wenig Rosinen, Sonnenblumenkerne oder Mandeln dazugeben. Lassen Sie bei diesen Zutaten aber Vorsicht walten, da sie schon in kleinen Mengen viele Kalorien enthalten. Wenn mein Taillenumfang zunimmt und ich etwas kürzer treten muß, dann sind es diese Zusätze, die ich als erstes weglasse.

Ein perfektes Beispiel

Das Frühstück ist ein perfektes Beispiel für die Ernährungsweise im Ultraschlank-Programm. Es enthält so gut wie kein Fett, nur in der Milch findet sich ein halbes Gramm (und natürlich ein wenig in der Getreidemischung). Wenn Sie Sonnenblumenkerne oder Mandeln hinzugeben, dann kommen natürlich mehr Fett und mehr Kalorien dazu. Ich benutze Sonnenblumenkerne, Mandeln und Rosinen daher sparsam, nur bei besonderen Anlässen.

Hauptbestandteil dieser Mahlzeit sind Kohlenhydrate. Bei den Zutaten der Getreidemischung und beim Obst handelt es sich um naturbelassene Lebensmittel, nichts wurde hinzugefügt oder entfernt. Fast alles in dieser Mahlzeit ist so, wie die Natur es liefert. Ausnahmen bilden Milch und Proteinpulver, beides verarbeitete Produkte. Der Milch wurde ein Großteil des Fetts entzogen, eine der wenigen vorteilhaften Verarbeitungen. Das Proteinpulver ist ein Instant-Produkt, es enthält weder Wasser noch Ballaststoffe. Doch die Inhaltsstoffe des Pulvers sind sehr nahrhaft, es gibt einige Gramm Protein zur Mahlzeit und, ebenso wichtig, Geschmack. Wirklich eine vorteilhafte Ergänzung, wenn man bedenkt, daß es nur etwa 35 Kalorien pro Eßlöffel enthält.

Das Frühstück ist beinahe komplett vegetarisch, die einzigen tierischen Produkte sind Milch und Proteinpulver. Neben dem Proteinpulver dient Milch als zweiter Eiweißlieferant. Eine Tasse Milch enthält gut neun Gramm qualitativ hochwertiges Protein. So werden dem Körper alle Aminosäuren zugeführt; Getreide und Früchte allein enthalten kein vollständiges Protein. Erst die Kombination aus einer kleinen Menge tierischer mit einer größeren Menge pflanzlicher Produkte sorgt für eine ausgewogene Aminosäurenbilanz. Ich bin immer bemüht, das mit jeder Mahlzeit zu erreichen. Zusätzlich enthält Milch auch beachtliche Mengen an Vitamin B12 und Kalzium, wichtige Nährstoffe, die in einer vegetarischen Diät sonst zu kurz kommen.

Die Getreidemischung bildet also mein Frühstück. Ich habe sie (mit einigen Variationen) schon viele tausend Mal gegessen und sie schmeckt mir noch immer. Selbst wenn wir einmal Besuch haben, wird dieses Frühstück aufgetischt; es hat bislang noch jedem geschmeckt. Die einzige Beschwerde, die öfter einmal kommt: »So viel kann ich nicht essen.« (Die Portionen entsprechen den Mengen, die ich verzehre; Sie müssen selbst bestimmen, wieviel Sie essen möchten.)

Ich möchte an dieser Stelle noch einmal darauf hinweisen, daß Sie niemals eine Mahlzeit auslassen sollten. So paradox es klingen mag, doch regelmäßige Mahlzeiten verhindern, daß Sie zuviel essen. Sie halten den Appetit viel besser unter Kontrolle, wenn Sie sich nicht völlig ausgehungert an den Tisch setzen.

Es ist besonders wichtig, daß Sie das Haus nicht ohne Frühstück verlassen. Um konzentriert arbeiten zu können, braucht Ihr Gehirn Energie in Form von Glucose, die als Blutzucker aus den Nahrungskohlenhydraten zur Verfügung steht. Im Blut zirkulieren aber nur etwa 20 Gramm Glucose; die sind schnell verbraucht. Sinkt der Blutzuckerspiegel, wird das Gehirn aus dem Glucosevorrat in der Leber versorgt, das sind maximal 70 Gramm. Die Glucose in Blutkreislauf und Leber genügt, um das Gehirn über Nacht zu versorgen, wenn Sie schlafen, aber viel weiter reicht es nicht. Sobald Sie aufstehen, müssen Sie dem Gehirn wieder Kohlenhydrate zuführen. Ohne Frühstück werden Sie sich müde und abgeschlagen fühlen; gedankliche Höchstleistungen sind so kaum mög-

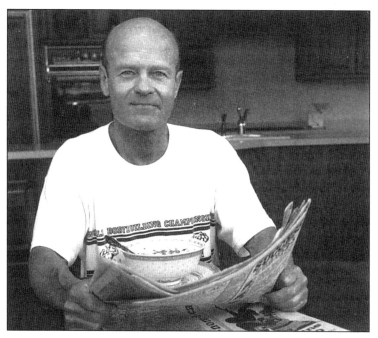

Mein Frühstück besteht aus einer guten Portion Getreide mit Früchten. Denken Sie immer daran, den Tisch leerzuräumen, bevor Sie mit dem Essen beginnen. So kommen Sie nicht in Versuchung, mehr zu essen als nötig. Foto: Guy Appelman

lich. Erweisen Sie sich also einen Gefallen und nehmen Sie ein gutes Frühstück ein.

Bei der Zubereitung meines Frühstücks bin ich immer wieder überrascht, welche Mengen sich ergeben. Ich brauche eine große Schüssel dafür. Jedesmal, wenn ich die Getreidemischung koche, staune ich über das Volumen – trotzdem enthält es nicht viele Kalorien. Es ist immer wieder phantastisch zu sehen, wie das trockene Getreide auf mehr als das zweifache Volumen wächst, wenn man Wasser dazugibt. Auf sechs Tassen Getreidemischung kommen bei mir 12 bis 15 Tassen Wasser. Gekochtes Getreide (oder Müsli) enthält, ebenso wie der menschliche Körper, eine große Menge Flüssigkeit. Zudem liefern die Früchte als zweite Hauptzutat reichlich Flüssigkeit. Deshalb enthält mein Frühstück trotz der großen Menge kaum Kalorien; auch Sie werden satt und zufrieden sein, bevor Sie zu viele Kalorien zu sich genommen haben. Magenfüllende Mahlzeiten ohne viele Kalorien bilden die Grundlage der Ernährung im Ultraschlank-Programm. Wie schon erwähnt, können Sie von diesen überwiegend vegetarischen Mahlzeiten soviel essen, wie Sie wollen – bis Sie wirklich satt sind. Es ist kaum möglich, damit zu viele Kalorien aufzunehmen.

Gekochte Getreideprodukte können natürlich in vielen anderen Varianten zubereitet werden. Sie können zum Beispiel aus dem Frühstück ganz schnell eine Mittagsmahlzeit machen, in dem Sie statt der Früchte dampfgegartes Gemüse dazugeben. Getreide schmeckt auch sehr gut mit Bohnen. Ich mag gekochtes Getreide lieber als Reis, da man mehr zu kauen hat. Selbst in Aufläufen kann Reis durch Getreide ersetzt werden; in Suppen oder Salaten schmeckt es ebenfalls. Wenn Sie mögen, können Sie die Getreidemischung auch einfach als Beilage zu einer Mahlzeit nehmen. Ihrer Phantasie sind keine Grenzen gesetzt.

Mittagessen

Erdnußbutter-Sandwich:
2 Scheiben Vollkornbrot mit Erdnußbutter (dünn aufgestrichen)
Selbstgemachter Fruchtjoghurt:
1 Tasse entrahmter Joghurt ohne Geschmack
1 Eßlöffel Diätmarmelade
Dessert:
1 Grapefruit, in Stücke geschnitten

Jedes Kind kann ein Erdnußbutter-Sandwich zubereiten, doch im Hinblick auf einen niedrigen Körperfettanteil empfiehlt es sich, einige Dinge zu beachten. Carol und ich kaufen unser Brot nur im Reformhaus, da hier die Auswahl an »echten« Vollkornprodukten größer ist, als im Supermarkt. Am liebsten ist mir ballaststoffreiches Weizenkleie-Brot. Erinnern Sie sich an die Brot-Studie? Die Studenten hatten selbst mit 12 Scheiben Brot pro Tag immer noch abgenommen. Mit Brot können Sie nichts falsch machen. Sie können alle Vollkornbrote verwenden, nehmen Sie einfach die Sorte, die Ihnen am besten schmeckt. Einzige Einschränkung: Brot mit ganzen Nüssen, Sonnenblumenkernen oder anderen kalorienreichen Zutaten sollten Sie sparsam verwenden.

Der Joghurtmix ist neu für mich. Früher habe ich einfach Joghurt mit Fruchtzusatz gekauft; heute bereite ich meinen Fruchtjoghurt selbst zu. Ein Erdnußbutter-Sandwich schmeckt hervorragend dazu. Ich rühre einen Eßlöffel Diätmarmelade in den entrahmten Joghurt ein und löffele die Mischung, während ich das Sandwich genieße. Diätmarmelade mit Fructose oder Sorbit können Sie in Reformhäusern oder Supermärkten kaufen.

Grapefruit gehört zu meiner Ernährung, seit Jim Harvey, ein Zitrusfarmer aus Florida und guter Freund der Familie, uns einmal eine Kiste davon geschickt hat. Bis dahin hatte ich Grapefruits immer für zu bitter gehalten, aber Jims Früchte waren einfach wunderbar. Zitrusfrüchte sind jetzt ein fester Bestandteil meiner Mahlzeiten. Normalerweise esse ich eine ganze Grapefruit zu Mittag (ich schneide sie in Stücke und esse sie mit den Fingern). Kleingeschnittene Orangen passen übrigens auch gut zur Getreidemischung. Zitrusfrüchte sind reich an Vitamin C und Bioflavonoiden.

Halten Sie sich nicht zurück

Essen hat große Auswirkungen auf unsere Psyche. Es liegt in der Natur des Menschen, daß er sich nach Dingen sehnt, die er nicht hat. Diese Sehnsucht ist der Horror für jede Person auf Diät. Deshalb esse ich jeden Mittag ein Erdnußbutter-Sandwich, auch wenn ich weiß, daß Erdnußbutter ziemlich viele Kalorien enthält; 30g Erdnußbutter, das entspricht zwei Eßlöffeln, gut 190 Kalorien. Ich mag Erdnußbutter aber ausgesprochen gern, deshalb esse ich regelmäßig davon.

Über einen längeren Zeitraum nehme ich weniger Kalorien zu mir, wenn ich mich keinem Verbot unterordne und das esse, was mir schmeckt. Ich übertreibe es natürlich nicht, ich verzehre Erdnußbutter und andere hochkalorische Lebensmittel nur in kleinen Mengen. Ich bestreiche die Brotscheiben dünn damit und stelle das Glas zurück in den Kühlschrank, bevor ich anfange, zu essen. Ich habe schon erwähnt, daß ich mit diesem Trick mein Verlangen nach mehr in Grenzen halten kann. Ich plane im voraus, was ich essen möchte und stelle auch nicht mehr auf den Tisch. Bei Leckereien wie Erdnußbutter erweist sich das als besonders wichtig. Wenn ich das Glas auf dem Tisch stehen lasse, dann werde ich sehr wahrscheinlich auch mehr davon essen, obwohl es eigentlich nicht geplant war.

Ich kann Ihnen wirklich nur empfehlen, es ebenso zu machen. Versuchen Sie, Ihre liebsten Nahrungsmittel in den Ernährungsplan mit einzubauen; maßvoll natürlich, wenn es sich um fett- oder kalorienreiche Produkte handelt. Das ist immer noch besser, als wenn sich das Verlangen danach plötzlich in einer »Freßorgie« Bahn bricht. Ich esse übrigens zum Frühstück und zu Mittag fast immer dasselbe. Einerseits ist es einfach bequem. Es hilft mir aber auch, abzuschätzen, wieviel ich esse. Würde ich meine Mahlzeiten jeden Tag ändern, wäre es viel schwieriger, den Überblick zu behalten. Durch die Kontinuität in meiner Ernährung weiß ich genau, daß meine Kalorienaufnahme auf gleichem Niveau bleibt. Und wenn mein Gewicht und mein Körperfettanteil ansteigen, dann weiß ich, was ich als erstes vom Speiseplan streichen muß, um wieder abzunehmen.

Selbst wenn erhöhtes Körpergewicht und zunehmender Taillenumfang im Einklang mit einem veränderten Bild im Spiegel andeuten, daß mein Körperfettanteil steigt, bewahre ich Ruhe. Ich beobachte meine Ernährung etwas strenger, messe die Menge der Mahlzeiten genauer ab und lasse vielleicht für einige Zeit gewisse Extras weg. Wenn ich dann noch etwas mehr trainiere, habe ich schon bald meine alten Maße wieder erreicht. Das alles geschieht mit kleinen Änderungen: Ich streiche die Erdnußbutter vielleicht etwas dünner aufs Brot, bzw. halte mich bei Rosinen und Sonnenblumenkernen etwas zurück. Oder ich lasse die eine oder andere Zwischenmahlzeit etwas kleiner ausfallen.

Bei einer weitgehend gleichbleibenden Ernährung fällt es leicht, solche Anpassungen vorzunehmen. Auf den ersten Blick mag es Ihnen vielleicht eintönig erscheinen, immer wieder das gleiche zu essen. Sie werden aber schnell feststellen, daß es gar nicht so schlimm ist, besonders wenn Sie sich Mahlzeiten aussuchen, die Sie wirklich mögen – wie bei mir das Erdnußbutter-Sandwich. Wenn Sie trotzdem wechselnde Menüs vorziehen, so ist dagegen nichts einzuwenden. Denken Sie nur daran, daß Sie dann mehr Zeit aufwenden müssen, um Ihre Mahlzeiten zu planen; ich selbst hätte nicht die Zeit dazu. Wenn Sie es trotzdem versuchen möchten, gehen Sie sicher, daß Sie Lebensmittel verwenden, die sättigen, ohne zu viele Kalorien zu liefern – eben jene Lebensmittel, die wir hier vorgestellt haben. Wenn Ihr Körperfettanteil einmal zunimmt, dann reduzieren Sie die hochkalorischen Lebensmittel zuerst. Sie können auch prüfen, welche Lebensmittel Sie vielleicht ganz weglassen können, ohne daß sie Ihnen fehlen. Das sind Einschränkungen, die Sie selbst nicht spüren werden, Ihre Fettzellen dagegen schon. Versuchen Sie es einmal; Sie werden sehen, es klappt.

Nachmittags-Snack

1 Stück Obst nach Wahl
1 Tasse entrahmte Milch (0,3% Fett)
1 Scheibe Vollkornbrot

Das Wort »Snack« (Zwischenmahlzeit) ist ausgesprochen negativ besetzt; das Essen außerhalb der Hauptmahlzeiten schadet angeblich der schlanken Linie. Doch die Ernährungswissenschaftlerin Nancy Clark, Autorin des Buches »The Athlete's Kitchen« (Bantam Books, 1983) widerspricht dem entschieden. Sie ist überzeugt, daß geplante Snacks besser sind als die »erst hungern, dann mehr essen, als nötig«-Gewohnheit vieler Leute. Die meisten von uns erleben am Nachmittag ein Leistungstief, da der Blutzuckerspiegel sinkt. Man wird müde und verspürt Hunger. Es wäre ein Fehler, jetzt bis zum Abendessen zu warten.

Was würde passieren, wenn Sie sich bis zum Abendessen zusammennehmen? Sie werden abends zuviel essen, das ist sicher. Daher schwöre ich auf meinen Nachmittags-Snack. Die Zwischenmahlzeit stillt den Hunger und liefert Energie für den Rest des Nachmittags. Zum Abendessen bin ich dann nicht übermäßig hungrig. Manchmal habe ich nachmittags keine Zeit für einen Snack. Sie können sich kaum vorstellen, was für einen Unterschied es macht, wenn ich dann nach Hause komme. Ich bin schlecht gelaunt und stürze mich mit Heißhunger auf alles Eßbare. Die Kontrollmechanismen sind außer Kraft; das schlägt dann auf die Taille. Ich habe es x-mal nachgerechnet: Wenn ich meinen Nach-

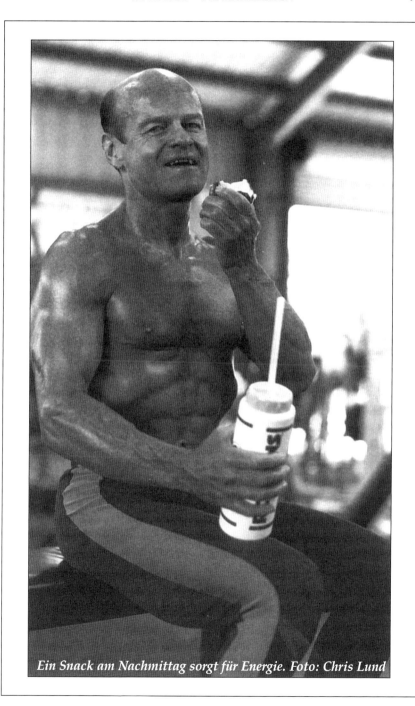

Ein Snack am Nachmittag sorgt für Energie. Foto: Chris Lund

mittags-Snack auslasse, habe ich am Ende des Tages trotzdem mehr gegessen, als ich sollte.

Es ist schon verständlich, warum Snacks einen so schlechten Ruf haben. Die Mehrheit denkt bei Snacks nicht an Obst, Milch und Brot sondern an Gebäck, Kartoffelchips oder Eiscreme. Mit solchen Snacks
nimmt man natürlich leicht zu. Die schon erwähnte Apfel-Studie zeigt
ganz klar, warum: Nach dem Verzehr von Nahrungsmitteln, die den
Zucker sehr schnell bereitstellen, steigt der Blutzuckerspiegel stark an,
fällt danach aber rasch unter den Ausgangswert.

Ich mußte vor kurzem eine ähnliche Erfahrung machen. Carol und
ich waren auf dem Rückweg von Kalifornien, wo unser Sohn die Universität besucht, nach New Mexico. Wir waren schon einige Tage unterwegs
und wollten möglichst bald wieder daheim sein. Am letzten Tag aßen
wir etwas bei einem Stop zur Mittagszeit. Danach hielten wir erst am
späten Nachmittag wieder an, um zu tanken. Ich war hungrig, aber wir
hatten es eilig, also kaufte ich mir ein Eis und eine Packung M&Ms an
der Tankstelle. Ich wußte zwar, daß das keine gute Idee war, aber wir
wollten schnell weiter. Nun, diese Entscheidung habe ich bitter bereut.
Als wir am Abend Albuquerque erreichten, war mein Blutzuckerspiegel
auf Knöchelhöhe abgesunken. Ich fühlte mich absolut mies! Ich mußte
mich unglaublich zusammennehmen, um überhaupt noch Auto fahren
zu können; denken Sie daran, daß das Gehirn Glucose braucht, um arbeiten zu können. Wir sind sicher zu Hause angekommen, aber es war
schon absehbar, was dann kam: Ich habe alles verschlungen, was ich an
Eßbarem fand.

Dabei wäre es wirklich ein leichtes gewesen, etwas Obst oder Brot mit
auf den Weg zu nehmen. Damit wäre alles in Ordnung gewesen. Mein
Blutzuckerspiegel wäre nicht derart abgesunken, ich wäre mit mäßigem
Hunger zu Hause angekommen und hätte die Kontrolle behalten. Ich
habe meine Lektion gelernt. Sie haben bestimmt schon ähnliches erlebt.
Ich kann Ihnen nur empfehlen, auf einen Nachmittags-Snack in Form
gesunder, naturbelassener Lebensmittel nicht zu verzichten.

Abendessen

Gemüseallerlei mit Rind:
1 gebackene Kartoffel, geschält und in kleine Stücke geschnitten
120 Gramm Gemüsemischung (Brokkoli/Blumenkohl)

60 Gramm Mais (oder Erbsen)
60 Gramm Tartar
2 Eßlöffel Salsa-Soße mit grünem Chili (ohne Zucker- oder Fettzusatz)
1 Tasse Wasser
Dessert:
2 Scheiben Vollkorntoast
2 Eßlöffel Diätmarmelade

Die Kartoffel bereite ich gesondert in der Mikrowelle zu. Pro 30 Gramm Rohgewicht müssen Sie mit einer Minute Garzeit rechnen. Kartoffeln sind, ebenso wie Brot, wichtige Bestandteile der Ultraschlank-Ernährung. Wenn Sie nur Kartoffeln essen – ohne Butter oder Sauerrahm – können Sie unmöglich zu viele Kalorien aufnehmen.

Anstelle von gewöhnlichem Hackfleisch, bzw. »Halb & Halb«, nimmt man besser Tartar aus magerem Rindfleisch. Carol brät in einer Teflonpfanne (ohne Fett) immer gleich eine größere Menge vor und friert das Fleisch in 60 Gramm-Portionen ein. Ich brauche dann nur noch eine Portion aus der Tiefkühltruhe zu nehmen und es in der Mikrowelle aufzuwärmen; das dauert nur eine Minute. Mein Sohn mag es nicht, wenn ich Tiefkühlgemüse nehme, er zieht frisches Gemüse vor. Ich habe aber keine Zeit, das Gemüse zu waschen, zu schälen und zu kochen. Ich bediene mich lieber der großen Auswahl an Tiefkühlprodukten aus dem Supermarkt; die Nährwerte von frischem und tiefgefrorenem Gemüse unterscheiden sich nur minimal. Allerdings prüfe ich die Verpackung genau, schließlich will ich sicher gehen, daß kein Zucker, Fett oder Öl beigefügt wurde.

Von allen Gemüsen mag ich Brokkoli am liebsten. Er enthält nicht nur wichtige Mineralstoffe und Vitamine, sondern auch drei Gramm Protein pro 100g (bei nur etwa 23 Kalorien). Mais oder Erbsen passen gut dazu. Das Gemüse gebe ich einfach zur Kartoffel und dem Fleisch auf einen Teller, dann wandert alles in die Mikrowelle. Ich verteile noch etwas Salsa-Soße darüber und gebe eine Tasse Wasser dazu. Schon nach sechs oder sieben Minuten kann ich meine Mahlzeit genießen. Brot und Marmelade dienen bei diesem Gericht als Dessert. Auch hier können Sie jeden Vollkorntoast verwenden.

Ein wenig Fleisch ist gut für Sie

In Amerika nimmt man Fleisch gern als Hauptgericht; das berühmte

»Texas-Steak« steht für eine gute Portion Fleisch. Ich halte das für einen Fehler. Nicht nur weil Fleisch einen hohen Fettanteil aufweist, es enthält zudem kaum Ballaststoffe. Ich weiß, daß meine Verdauung ohne Fleisch besser funktioniert, aber auch ich mag den Geschmack von Fleisch. Also gehe ich einen Kompromiß ein und benutze nur ein wenig davon, um meinen Mahlzeiten mehr Geschmack zu verleihen. Die kleine Menge von 60 Gramm Rindfleisch macht das Besondere an meinem Abendessen aus. Ohne Fleisch wäre die Mahlzeit, zugegeben, etwas karg im Geschmack. Mit etwas Rindfleisch wird sie aber zum Festmahl.

Einen weiteren Grund für maßvollen Fleischverzehr liefert sein hoher Eisengehalt. Das Eisen im Fleisch (ebenso wie in Fisch oder Geflügel) kann vom Körper weitaus effektiver aufgenommen werden, als Eisen aus pflanzlichen Nahrungsmitteln. Zudem hilft das Fleisch, auch Eisen aus pflanzlichen Produkten (z.B. aus Brokkoli oder Erbsen) besser zu verwerten. Weltweit stellt eine Unterversorgung mit Eisen die häufigste Mangelerscheinung dar. Das Eisen im Fleisch ist biologisch hochwertiger als das Eisen in pflanzlicher Kost. Der Körper kann gut ein Drittel des tierischen Eisens absorbieren, aber nur etwa 10% des Eisens aus Pflanzen. Ein mäßiger Fleischverzehr ist somit der beste Weg, einen Eisenmangel zu verhindern. Das gilt besonders für Sportler; wenn Eisen fehlt, kann das Blut nicht mehr genug Sauerstoff transportieren und die Muskeln ermüden schneller.

Auch beim Abendessen machen vegetarische Produkte wie Kartoffeln und Gemüse den Großteil der Nahrungsmenge aus. Dabei weisen die 120 Gramm der Brokkoli-Blumenkohlmischung in diesem Rezept nur etwa 30 Kalorien auf! 60 Gramm Mais oder Erbsen liefern nur 40 Kalorien. Ebenso wie Obst oder Vollkornprodukte eignet sich naturbelassenes Gemüse dazu, ein schmackhaftes Essen ohne viele Kalorien zuzubereiten. Mein Abendgericht hat, inklusive Brot und Marmelade, weniger als 600 Kalorien. Kaum zu glauben, wenn man bedenkt, daß ein doppelter Cheeseburger mit Pommes Frites und einem Schoko-Shake über 1.500 Kalorien beinhaltet.

Das Rezept mit Rindfleisch läßt sich leicht abändern. Ich möchte Ihnen hier noch zwei weitere Varianten vorstellen; jedes dieser Rezepte hat weniger als 600 Kalorien:

Gemüseallerlei mit Thunfisch:
1 Tasse gekochte Getreidemischung (wie beim Frühstück)

220 Gramm Gemüsemischung (Brokkoli, Mais und rote Paprika)
60 Gramm Thunfisch (in Wasser)
1 gehäufter Teelöffel Proteinpulver
Dessert:
2 Scheiben Vollkorn-Rosinen-Brot

Geben Sie Getreidemischung, Gemüse, Thunfisch und Proteinpulver in eine Schüssel und mischen Sie alles gut durch. Etwas Wasser dazu gießen und in der Mikrowelle sieben Minuten lang erhitzen. Das Rosinenbrot dient als Dessert. Sie können statt des Thunfischs auch Geflügel verwenden. Erhitzen Sie dafür eine Hähnchenbrust gesondert in der Mikrowelle, schneiden Sie das Fleisch in kleine Stücke und mischen Sie es mit den anderen Zutaten. Gehen Sie aber sicher, das Geflügel ganz durchzugaren; es kann Salmonellen enthalten. Erst starke und anhaltende Hitze tötet eventuell vorhandene Bakterien ab. Beim Erhitzen in der Mikrowelle kann es passieren, daß einige Stellen nicht heiß genug werden. Drehen Sie das Fleisch deshalb einige Male um.

Gemüseallerlei mit Käsesauce:
1 Tasse Vollkornreis
1 gebackene Kartoffel
120 Gramm Gemüsemischung (grüne Bohnen, Zwiebeln, rote Paprika)
1/4 Tasse Tomatenketchup
60 Gramm Mozzarella, gerieben
1/4 Tasse entrahmter Joghurt (0,3% Fett)
1/4 Tasse Wasser
Dessert:
1 Pfirsich, in mundgerechte Stücke geschnitten

Zunächst den Reis bißfest kochen, abtropfen lassen und mit dem Gemüse (Bohnen, Zwiebeln und Paprika kleinschneiden) in eine Schüssel geben. Für die Käsesauce geben Sie den geriebenen Mozzarella in den Tomatenketchup und fügen dann den Joghurt hinzu; alle Zutaten gut verrühren. Diese Sauce geben Sie über Gemüse und Reis. Etwas Wasser dazu gießen und sieben Minuten in der Mikrowelle erhitzen.

Den Pfirsich gibt es als Dessert. Ein mittelgroßer Pfirsich hat nur 38 Kalorien, 100 Gramm gefrorene Pfirsiche in Stücken liefern ungefähr 45 Kalorien. Sie können sich also ruhig einen zweiten Pfirsich gönnen; aber beim Käse sollten Sie Augenmaß walten lassen: 60 Gramm Mozzarella weisen bereits 170 Kalorien auf. Eine ganze Menge im Vergleich zu Obst und Gemüse, aber die meisten Käsesorten übertreffen diesen Wert bei weitem, so daß Mozzarella einen guten Kompromiß darstellt.

Abend-Snack

1/2 Tasse Cornflakes
1 geschälte Banane
1 Tasse Buttermilch (oder entrahmte Milch / 0,3% Fett)

Wenn Sie den herben Geschmack von Buttermilch nicht mögen, dann geben Sie einfach einen kalorienarmen Süßstoff hinzu. Auch ein Löffel Diät-Marmelade kann diesen Zweck gut erfüllen. Gesüßte Buttermilch ist wie ein Schlag Sahne auf die Cornflakes – aber ohne die Kalorien und das Fett von echter Sahne. Wer Buttermilch überhaupt nicht mag, kann entrahmte Milch nehmen. Die Zubereitung ist denkbar einfach: Geben Sie alles in den Mixer und mischen Sie die Zutaten gut durch. Füllen Sie die Masse in ein Schälchen und verzehren Sie sie wie einen Pudding.

Die Gefahr am Abend

George Sheehan sagt: »Übergewicht beginnt um 18 Uhr.« Das trifft wohl für die meisten Leute zu. In den frühen Abendstunden ist der aktive Teil des Tages beendet. Man verbringt den Abend zu Hause und die einzige Bewegung besteht aus regelmäßigen Gängen zwischen Fernseher und Kühlschrank. Freizeit und ein gut gefüllter Kühlschrank machen die Abendstunden zu den gefährlichsten des Tages, jedenfalls was den Kalorienverzehr angeht. Andererseits: Wenn wir uns zu sehr einschränken, geht es auch nicht lange gut. Deshalb erlaube ich mir abends noch einen Snack, wie zuvor beschrieben. So muß ich nicht hungrig zu Bett gehen und wache morgens auch nicht mit einem Bärenhunger auf. Mein Abendsnack ist allerdings geplant. Ich weiß immer schon im Voraus, was ich abends noch essen werde. Ich freue mich darauf, deshalb gerate ich nicht so schnell in Versuchung, noch etwas anderes zu essen.

Gibt es gute Fertigprodukte?

Eigentlich versuche ich, alle verarbeiteten Lebensmittel zu meiden. Fertigprodukte sind fast immer auf die eine oder andere Weise »verarbeitet«; entweder wurden die Ballaststoffe entfernt, oder Zucker und Fett zugefügt. Deshalb enthalten diese Waren schon in kleineren Mengen mehr Kalorien als naturbelassene Lebensmittel; fast eine Garantie dafür, daß Sie zu viele Kalorien aufnehmen. Doch es gibt eine Ausnahme bei den Fertigprodukten, wenn Sie richtig auswählen.

Frühstücksflocken (neudeutsch auch »Cerealien« genannt) werden gemeinhin als gesunde Frühstücksalternative gesehen. Ich bin da anderer Meinung. In manchen Frühstücksflocken macht zugefügter Zucker bis zu 50% des Gewichts aus. Nach einer Untersuchung der Amerikani-

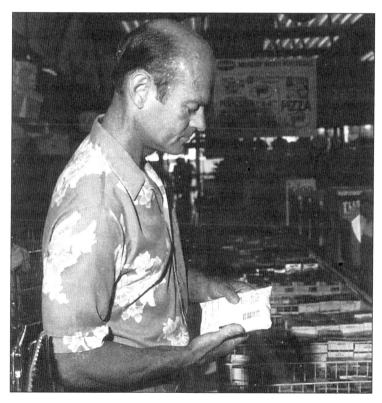

Achten Sie beim Einkauf immer auf die Nährwertangaben. So gehen Sie sicher, nur fettarme und möglichst naturbelassene Lebensmittel einzukaufen. Foto: Guy Appelman

schen Landwirtschaftsgesellschaft weisen die beliebtesten Frühstücks-flocken der Amerikaner mindestens 20% Zucker auf. In der Frühzeit der Menschheit hat süßer Geschmack dabei geholfen, ein Lebensmittel als genießbar oder ungenießbar einzustufen. Süße Früchte und Beeren sind »reif« und können verzehrt werden; bittere, weil unreife Früchte sorgen für Magenbeschwerden. Heute werden viele Produkte kräftig gesüßt und diese Art der Beurteilung der Nahrung durch die Zunge arbeitet nicht mehr zu unserem Vorteil. In Jane Brodys »Nutrition Book« kann man lesen, daß sogar »...neugeborene Ratten Zuckerwasser einem nähr-stoffreichen Futter vorziehen, auch wenn dies zu Krankheit oder gar zum Tode führt.« Die Beigabe von Zucker zu fast allen Lebensmitteln hat die Erträge der Nahrungsmittelindustrie gigantisch anschwellen lassen; leider hat Zucker dieselbe Wirkung auf unsere Taillen. Kaufen Sie besser Frühstücksflocken ohne Zuckerzusatz.

Das war die Ultraschlank-Ernährung für einen Tag! Ein einfaches Konzept, wie ich meine, leicht zu verstehen und auf die körperlichen Be-dürfnisse zugeschnitten. Auch die Psyche wird zufriedengestellt; Sie es-sen reichlich und oft, aber keine hochkalorischen Lebensmittel. Glauben Sie mir, das Ultraschlank-Ernährungsprogramm ist der richtige Weg zu drastischem Fettabbau und lebenslanger Fitness. Bon Appetit!

*

7. KAPITEL

DER TRAININGSPLAN
EINE VORGABE FÜR 36 WOCHEN

Warum das Training so wichtig ist

Durch Training können Sie Gewicht und Körperfettanteil noch entscheidender beeinflussen, als durch Ernährung. Mein Freund David Prokop läuft seit 35 Jahren Langstrecken. Er hat einmal hochgerechnet, daß er im Laufe seines Lebens schon mehr als 90.000 Meilen zurückgelegt hat! Er bleibt in Form, weil er intensiv trainiert, nicht weil er seine Ernährung so streng kontrolliert. Um sein Trainingspensum aufrecht zu erhalten, nimmt er vermutlich mehr Fett auf, als eine Person ohne Training überhaupt vertragen könnte. Ich möchte Ihnen nicht raten, so hart zu trainieren wie David Prokop. Für einen schlanken und leistungsfähigen Körper müssen Sie sich aber schon aus dem Sessel erheben. Der Trainingsplan, den ich Ihnen hier vorstellen möchte, macht es Ihnen so einfach und angenehm wie möglich, doch etwas Anstrengung ist schon erforderlich. Er stellt das Ergebnis aus 40 Jahren Trainingserfahrung dar. Sie müssen dafür nur vier Stunden pro Woche opfern, und Spaß macht es obendrein. Was wollen Sie mehr?

Obwohl ich ungern werte, muß ich zugeben: Training ist das Wichtigste beim Ultraschlank-Programm. Es ist kaum möglich, den Körperfettanteil ohne Training unter Kontrolle zu halten. Der Körper spiegelt die Lebensweise wider. Je aktiver Sie sind, desto schlanker werden Sie sein. Sie wissen bereits, daß eine Diät allein keine besonderen Ergebnisse im Kampf um einen schlanken Körper zeigt; jedenfalls nicht für lange. Um wirklich effektiv Fett zu verlieren, und um den Körperfettanteil niedrig zu halten, brauchen Sie alle drei Säulen unseres Programms: einen vernünftigen Ernährungsplan, Ausdauertraining und Bodybuilding. Unter dem Strich kann man sagen: Regelmäßiges Training ist der Schlüssel zu einem niedrigen Körperfettanteil.

Ich habe viele Jahre gebraucht, um das Trainingsprogramm so zu entwickeln, wie ich es Ihnen auf den nächsten Seiten vorstellen werde. Sie müssen nicht alle Fehler wiederholen, die mir auf meinem langen Weg zur Erkenntnis unterlaufen sind. Studieren Sie meine Vorschläge für ein effektives Training und entscheiden Sie dann selbst, wieviel oder wie wenig Sie davon übernehmen möchten. Mit anderen Worten: Passen Sie das Trainingsprogramm Ihren Bedürfnissen an.

Der Ultraschlank-Trainingsplan beinhaltet zum Teil Übungen an bestimmten Geräten. Die meisten davon sollten aber in jedem guten Fitness-Studio zu finden sein. Unser Trainingsplan basiert auf den besten Geräten, die im Moment zu finden sind. Schließlich wollen Sie ja möglichst gute Erfolge erzielen. Falls Sie keinen Zugang zu solcher Ausrüstung haben, können Sie trotzdem von diesem Kapitel profitieren? Ganz bestimmt. Unser Trainingsprogramm wird Ihnen sogar weiterhelfen, wenn Sie wie David Prokop vorgehen – er besitzt nicht einmal einen Trainingsanzug, sondern trainiert nach der Devise: »Gebt mir ein Paar Schuhe, eine kurze Hose, eine Straße und geht mir aus dem Weg!« Er trainiert bereits sein ganzes Leben lang und nach dieser Philosophie; keine aufwendigen Maschinen, keine besondere Ausrüstung. Er sagt, seit er in Süd-Kalifornien lebt, dem Land mit den nicht endenden Sommern, braucht er noch nicht einmal einen Jogging-Anzug, um sich warm zu laufen.

Wenn Sie also Davids Beispiel folgen wollen, brauchen Sie die Trainingseinheit auf dem Laufband nur auf die Straße zu verlegen; es macht keinen Unterschied, wo Sie laufen. Jedes Fahrrad, ganz gleich ob Ergometer im Fitness-Studio oder zu Hause, Mountain-Bike oder Rennrad kann als Ersatz für das Schwinn Air-Dyne verwendet werden; die Rudermaschine muß auch nicht unbedingt eine Original Concept II sein, jede andere erfüllt den gleichen Zweck.

Der Trainingsablauf

Im Folgenden erfahren Sie, wie der Trainingsplan im Ultraschlank-Programm aussieht. Er verspricht langfristigen, ausbalancierten und zielorientierten Erfolg im Kampf um einen niedrigen Körperfettanteil und einen muskulösen, leistungsfähigen und gesunden Körper. Dabei werden Ausdauertraining und Bodybuilding gleichermaßen berücksichtigt. Der

Trainingsplan ist so angelegt, daß Sie immer wieder auf neue Herausforderungen stoßen. Besondere Beachtung findet der andauernde Fortschritt durch den Wechsel der Trainingsintensität. Dabei sind auch die Trainingseinheiten selbst reich an Abwechslung. Dieser Trainingsplan hält mich fit, motiviert und schlank – seit vielen Jahren.

Das Ultraschlank-Trainingsprogramm basiert auf Dr. Selyes Theorie des »Allgemeinen Adaptionsprozesses«, entsprechend enthält es ein stetiges Auf und Ab von Trainingsumfang und Intensität. Sie strengen sich zunächst an, anschließend geht es etwas leichter, dann ändern Sie die Richtung ein wenig und strengen sich wieder an. So steigern Sie Ihre Leistungen von Phase zu Phase. Mit jedem Trainingszyklus werden Sie stärker, gesünder und schlanker. Sie bleiben motiviert, denn Erfolg gebiert Erfolg. Die Trainingseinheiten dauern jeweils nur eine Stunde, ein Umstand, den Sie wahrscheinlich als recht angenehm empfinden werden. Viele Bodybuilder und Ausdauersportler trainieren wesentlich länger, doch ich bin überzeugt davon, daß die ideale Dauer einer Trainingseinheit zwischen 45 Minuten und einer Stunde liegt. In dieser Zeit kann man Konzentration und Intensität problemlos aufrecht erhalten, doch wenn man länger trainiert, geht die Aufmerksamkeit schnell verloren und man müht sich nur noch lustlos durch die Übungen.

Es gibt überdies einen wissenschaftlichen Grund dafür, die Trainingseinheiten relativ kurz zu halten. Bulgarien bringt Olympiasieger im Gewichtheben am laufenden Band hervor. Der bulgarische Nationaltrainer Ivan Abadjiev achtet strikt darauf, daß seine Schützlinge nicht länger als 45 Minuten trainieren. Laut Abadjiev kann der menschliche Körper eine maximale Testosteron-Ausschüttung nur 45 Minuten lang aufrecht erhalten. Ich kann diese Behauptung nicht beweisen, aber die Erfolge der Bulgaren sprechen für sich. Abadjiev läßt seine Athleten zwar nur 45 Minuten trainieren, dafür aber sechsmal pro Woche. Natürlich hat das bulgarische Nationalteam großen Erfolg damit, aber ich wehre mich gegen ein Sechs-Tage-Programm. Das mag für talentierte, junge Athleten eine begrenzte Zeit lang möglich sein. Doch für die meisten Menschen mit einem Job, einem Partner und vielleicht noch einer Familie wäre das schlichtweg zuviel. Unser Vier-Tage-Programm verspricht optimale Erfolge bei vertretbarem Aufwand.

Das Ultraschlank-Programm entspricht der »weniger ist mehr«-Philosophie und erfordert nach dem Aufwärmen nur einen Satz pro Übung. Für manche Bodybuilder wird das nach Ketzerei klingen; der traditionelle Ansatz sieht drei bis fünf Sätze pro Übung vor. Für den Einstieg in das Training sind viele Sätze sinnvoll, das gebe ich zu, doch für den Fortgeschrittenen reicht ein Satz vollkommen aus. So kann man sich optimal konzentrieren und eine maximale Leistung erbringen. Auch hier wurde ich erst aus Erfahrung klug. Ich war eigentlich nie ein Befürworter von vielen Sätzen. Ich finde es einfach langweilig, wieder und wieder die gleiche Bewegung zu wiederholen. Trotzdem habe ich vor einiger Zeit mein Training umgestellt: Drei harte Sätze pro Übung, jeweils 12 Wiederholungen mit mittlerem Gewicht, 8 mit schwerem Gewicht und zum Ausklang ein leichter Satz mit 20 Wiederholungen. Über mehrere Wo-

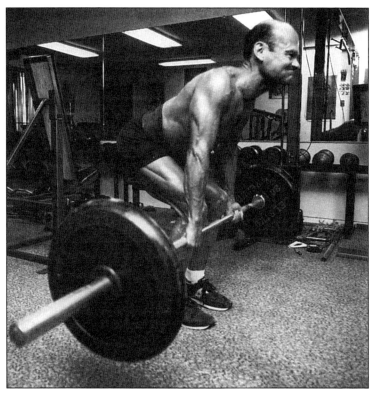

Für einen erfahrenen Bodybuilder, der sich gut konzentrieren und bis an seine Grenzen gehen kann, reicht ein schwerer Satz völlig aus. Foto: Guy Appelman

chen hinweg habe ich das Gewicht bei jedem Satz und bei jeder Übung kontinuierlich erhöht, bis ich glaubte, an der Leistungsgrenze angelangt zu sein. Dann entschied ich mich dafür, wieder nur einen Satz pro Übung auszuführen. Ich konnte kaum glauben, was mir widerfuhr.

Nach einigen leichten Aufwärmsätzen habe ich die Hantel für das Kreuzheben mit dem Gewicht beladen, das meiner Maximalleistung für zwölf Wiederholungen entsprach. Ich begann meinen »schweren« Satz, doch nach zwölf Wiederholungen hatte ich immer noch Kraftreserven und schaffte problemlos eine 13te, 14te und 15te Wiederholung. Ich war perplex: Plötzlich konnte ich 15 Wiederholungen zustande bringen, obwohl ich vorher – bei gleichem Gewicht und großer Anstrengung – gerade einmal zwölf geschafft hatte. Auch die Reihenfolge der Übungen hatte sich nicht verändert; Kreuzheben kommt bei mir immer zuerst, da diese Übung viel Kraft und den Einsatz des ganzen Körpers erfordert. Die Bedingungen waren also unverändert, der Unterschied mußte in der Psyche zu finden sein.

Ich würde es so erklären: Verständlicherweise hielt ich mich zuvor beim Training zurück. Zwölf Wiederholungen waren mein Limit, weil ich mich – bewußt oder unbewußt – selbst beschränkt habe, um noch Kraft für die nächsten beiden Sätze zu haben. Durch die Reduzierung auf einen Satz war ich aber in der Lage, mich voll und ganz darauf zu konzentrieren, ohne an nachfolgende Sätze denken zu müssen. Derart »befreit« konnte ich eine bessere Leistung erbringen. Den einen Satz habe ich so intensiver und auch produktiver durchgeführt, was sich bereits am nächsten Tag in einem deutlichen Muskelkater äußerte.

Muskelkater ist die natürliche Antwort des Körpers auf eine Beanspruchung, die über dem liegt, was er gewohnt ist. Der Mediziner bezeichnet Muskelkater als »verzögerte Auswirkung der Muskelbeanspruchung«, gekennzeichnet durch mikroskopisch kleine Verletzungen in den Muskelfasern. Diese Mikroverletzungen führen zu Entzündungen und Schwellungen, die sich wiederum in Schmerzen äußern. In Grenzen ist Muskelkater eine gute Sache. Er zeigt an, daß die schmerzenden Muskeln dabei sind, sich der erhöhten Beanspruchung anzupassen. Beim nächsten Training können Sie das Gewicht dann besser verkraften. Das ist der Kern des Trainings, die »fortschreitende Überlastung«. Diese Überlastung ist der Schlüssel zum Erfolg bei jeder Art von Training, egal ob für Kraft- und Muskelaufbau oder bei der Verbesserung der Ausdauer. Durch das Überschreiten gewohnter Grenzen zwingen wir unseren

Körper, sich anzupassen: die Muskeln werden stärker, größer und ausdauernder.

Im fünften Kapitel haben wir schon festgestellt, daß eine gesteigerte Intensität den größten Leistungszuwachs beim Training verspricht, nicht aber eine erhöhte Trainingsdauer. Also braucht man nicht lange nachzudenken, um zu dem Schluß zu kommen, daß eine intensive Trainingseinheit wesentlich bessere Erfolge zeigt, als mehrere Einheiten, bei denen die Intensität wegen überlanger Dauer geringer ausfallen muß. Intensität bezeichnet die Anstrengung, die Sie für einen Satz aufbringen müssen. Intensität ist aber keine feste Größe, sie hängt vielmehr von den Fähigkeiten und dem Leistungsstand des Trainierenden ab. Was dem einen als leichtes Spiel erscheint, bedeutet für den anderen schon eine Höchstleistung. Deshalb macht es auch wenig Sinn, einem Trainingsplan zu folgen, in dem die Gewichte vorgeschrieben sind.

Intensität wird für Bodybuilding und Ausdauertraining verschieden festgelegt. Beim Bodybuilding wird die Anzahl der Wiederholungen für eine Übung zusammen mit einer Prozentzahl angegeben. 100 Prozent entsprechen hier Ihrer maximalen Leistung. Wenn Ihr Limit bei zwölf Wiederholungen mit 50kg liegt, dann entsprechen diese 50kg 100% bei zwölf Wiederholungen. Die Prozentzahl lehnt sich also immer an Ihre Bestleistung an. Zwölf Wiederholungen mit 80% entsprächen also einem Gewicht von 40kg. Im Ultraschlank-Trainingsprogramm werden Sie daher für keine Übung eine Gewichtsangabe finden, sondern immer nur Prozentzahlen. Damit ist er speziell auf Sie zugeschnitten. Wenn Sie schon einige Zeit mit Hanteln trainieren, dann wissen Sie vermutlich sehr gut, mit welchem Gewicht Sie zwölf Wiederholungen im Bankdrükken schaffen, ebenso bei anderen Übungen. Wenn Sie gerade erst mit dem Bodybuilding beginnen, werden Sie das erst einmal ausprobieren müssen, doch schon nach kurzer Zeit werden Sie Ihre Leistungsgrenzen kennen.

Das maximale Gewicht, daß Sie bei einem Satz einer bestimmten Übung bewältigen können, wird sich zudem immer verändern, ebenso wie Ihre Trainingsziele. Schon nach kurzer Zeit werden 50kg beim Bankdrücken nicht mehr die Grenze bilden. Erst werden es 52,5kg sein, dann 55kg, und so weiter. Wie gesagt, mehr braucht es für ein gutes Training nicht, nur steigende Belastung und Verbesserung. Wenn Sie Ihren alten Rekord beim Bankdrücken mit einer besseren Leistung einstellen, dann passen Sie die 100% einfach dem neuen Gewicht an: 55kg stehen dann für 100%, 44kg für 80%. Beim Ausdauertraining nutzen wir den Puls als Gradmesser für die Intensität. Der Puls, also die Herzschlagfrequenz, sowie die Sauerstoffaufnahme und der Grad der Anstrengung hängen voneinander ab. Je mehr Sie sich anstrengen, desto schneller schlägt Ihr Herz. Die Intensität bei Ausdauerübungen wird deshalb in Prozent der maximalen Pulsrate angegeben. Die Berechnung ist hier nicht ganz so einfach, wie beim Bodybuilding, aber auch nicht viel schwieriger. Die maximale Pulsrate wird mit folgender Formel errechnet: 220 minus Lebensalter. Danach entspräche meine maximale Pulsrate 166 Herzschlägen pro Minute (220 − 54). Bei den Untersuchungen an der Cooper Klinik wurde bei mir aber eine maximale Pulsfrequenz von 183 festgestellt; die Grenze hat sich durch mein jahrelanges Ausdauertraining nach oben verschoben. Meine Ausdauerleistung liegt also weit über der anderer Leute meines Alters.

Die Formel »220 minus Lebensalter« reicht für Anfänger allerdings völlig aus. Wer es genauer wissen will, oder vielleicht schon länger auf Ausdauer trainiert, kann seinen individuellen Wert für die maximale Pulsrate natürlich bei einem Leistungstest bestimmen lassen; ein Sportarzt kann Ihnen da weiterhelfen. Wer sich nicht lange mit Formeln aufhalten will, dem sei eine einfachere Methode zur Bestimmung der Ausdauerleistung empfohlen. Ich nenne sie »subjektive Belastungs-Einschätzung«. Damit entscheiden Sie einfach nach Ihrem Empfinden. Schon mit etwas Übung kann man mit dem Grad der Anstrengung die Pulsrate abschätzen. Ich selbst gehe meistens so vor, und das ist auch meine Empfehlung an Sie. Wer es genauer wissen möchte, kann natürlich auch einen elektronischen Pulsmonitor einsetzen; manche Studios verfügen über solche Geräte, ebenso wie einige Fitnessgeräte, z.B. bestimmte Trainingsfahrräder. Ich habe gute Erfahrungen mit dem Pulsmonitor der Firma Polar gemacht, das Gerät arbeitet fehlerfrei. Wenn Sie Ihre maximale Pulsrate kennen und Zugang zu so einem Pulsmonitor haben, dann benutzen Sie diesen auch.

Der Grad der Intensität in unserem Trainingsprogramm wird in fünf Stufen angegeben: »leicht«, »moderat«, »mittelschwer«, »schwer« und »sehr schwer«. Zudem finden Sie für jeden Trainingstag genaue Hinweise; so ist z.B. für das Laufband die Steigung in Prozent und die Geschwindigkeit in Meilen und Kilometer pro Stunde angegeben. Für das Schwinn Air-Dyne, einem Fahrrad-Ergometer, das auch den Oberkörper durch eine Drück-/Zugbewegung trainiert, wird die Belastung ebenso angegeben, wie für die Concept II Rudermaschine. Diese Vorgaben entsprechen meinem Trainingsstand; vielleicht werden Sie einige Belastungen als »schwer« empfinden, die ich als »leicht« bezeichne, und umgekehrt. Ich bin aber sicher, daß Sie schnell die für Sie angemessene Intensität herausfinden. Spielen Sie einfach ein wenig mit dem Steigungswinkel des Laufbandes oder der Geschwindigkeit; das gleiche gilt für die Einstellungen der anderen Geräte.

Carol und ich haben sowohl ein in Steigung und Geschwindigkeit frei einstellbares Laufband, als auch ein Schwinn Air-Dyne und eine Conzept II Rudermaschine zu Hause. Falls Sie in Ihrem Fitness-Studio nicht all diese Geräte, vielleicht sogar keines davon vorfinden, so stellt das kein Problem dar. Natürlich, je größer die Auswahl an Geräten, desto besser können Sie die Übungen variieren und das Training so interessanter gestalten. Doch es geht auch mit weniger. Sie können bereits sehr gut trainieren, wenn Sie nur die Grundausrüstung für das Bodybuilding zur Verfügung haben: einige Hanteln, zusätzliche Gewichte, eine Bank und vielleicht einen Kniebeugenständer. Die angeführten Ausdauerübungen können leicht ersetzt werden, etwa durch Training an anderen Geräten (Step-Maschine, normales Fahrradergometer etc.), oder ganz einfach durch Joggen, Treppensteigen oder Radfahren. Wenn Sie sich die Vorgaben für das Ausdauertraining einmal genauer ansehen, werden Sie schnell feststellen, daß sie sich auf fast jede andere Ausdauer-Betätigung anwenden lassen.

Das Wichtigste ist nicht die Ausrüstung, es sind die Trainingsprinzipien des Ultraschlank-Programms. Und die lassen sich leicht auf die Ihnen zur Verfügung stehenden Geräte anpassen. Nun, wie versprochen, einige Hinweise für Anfänger.

Der Anfängervorteil

Jemand, der noch nie trainiert hat, aber auch alle Personen, die eine längere Trainingspause hinter sich haben, können sich den Einstieg in das Ultraschlank-Programm erleichtern, wenn sie einige Hinweise beachten.

Anfänger haben einen großen Vorteil. Ihr Körper ist sozusagen noch »jungfräulich«. Durch den Einstieg auf niedrigem Niveau haben sie viel mehr Potential nach »oben«. Da der Körper noch nicht auf Belastung eingestellt ist, wird er schon bei kleinen Veränderungen der körperlichen Aktivität mit raschen Fortschritten reagieren. Es empfiehlt sich aber, vorsichtig zu beginnen und das Training langsam und mit Umsicht in Ihren

Lebensstil einzubauen. Verlangen Sie niemals mehr von Ihrem Körper, als er leisten kann. Streben Sie lieber einen langfristigen Erfolg an. Beim Training ist es wie so oft im Leben; der Bedächtige, aber zielstrebige macht das Rennen. Die Amerikanische Gesellschaft für Sportmedizin empfiehlt ab 35 Jahren eine ärztliche Untersuchung vor Aufnahme eines Trainingsprogramms. Wenn Sie jünger sind, aber nicht bei guter Gesundheit, sollten Sie auch zunächst einen Arzt zu Rate ziehen. Ich hatte das Glück, daß mir immer ein Mediziner zur Seite stand; mein Vater war Arzt.

Das Optimum wäre natürlich ein Leistungstest bei einem Sportarzt oder an einer sportmedizinischen Klinik. Ich habe mich zweimal in der Cooper Klinik in Dallas, Texas untersuchen lassen; das erste Mal als ich 50 wurde und ein zweites Mal einige Jahre später. Die Ergebnisse der Untersuchungen haben mir geholfen, mein Training zu optimieren. Gute Hilfen für den Einstieg bieten auch Fachbücher (der Novagenics-Verlag hat sich auf diese Themen spezialisiert; hier finden Sie eine große Auswahl an Büchern über Sporternährung, Training und Gewichtsabnahme), sowie Fachmagazine wie die »Sportrevue« oder die »Sport & Fitness« (falls Ihr Zeitschriftenhändler diese Sportmagazine nicht führt; im Bahnhofsbuchhandel finden Sie sie bestimmt).

Alles auf einen Blick

Abwechslung ist die wichtigste Komponente des Ultraschlank-Programms. Erst damit wird unser Training wirklich erfolgreich, weil Sie es nicht so einfach aufgeben werden, wenn es Ihnen Spaß macht. Ich gebe Ihnen deshalb drei Trainingspläne vor, die jeweils 12 Wochen durchgeführt werden. Im ersten Trainingsplan wechseln Umfang und Intensität der Übungen alle vier Wochen. Dieser Wechsel findet im zweiten Plan alle zwei Wochen statt, und im dritten jede Woche. Das ist wichtig, da der Körper sich den Belastungen immer schneller anpaßt, je länger Sie trainieren. Um weiterhin einen Fortschritt zu erreichen, müssen Sie die Übungen immer wieder verändern.

Jeder Trainingsplan, Zyklus genannt, ist in Phasen aufgeteilt. Jede Phase unterscheidet sich von der vorhergehenden. Zuerst wird größerer Wert auf die Ausdauer, auch die muskuläre Ausdauer, gelegt; die Übungen sind hier recht umfangreich, aber nicht besonders intensiv. Die zweite Phase, bei der Ausdauer und Kraft die gleiche Bedeutung zugemessen wird, bietet ein ausgeglichenes Verhältnis von Umfang und Intensität. In der dritten Phase steht dann die Kraft im Vordergrund, hier ist die Intensität sehr hoch angesiedelt, während der Umfang der Übungen eher gering ausfällt. Beim Bodybuilding variieren entweder das Gewicht oder die Anzahl der Wiederholungen zur Steuerung der Trainingsintensität. Bei den Ausdauerübungen dienen Geschwindigkeit, bzw. die Steigung auf dem Laufband, sowie die Dauer der Höchstbelastung dem gleichen Zweck.

In der Ausdauerphase eines Zyklus benutzen Sie beim Bodybuilding leichte Gewichte und viele Wiederholungen (etwa 20). Beim Ausdauertraining in dieser Phase wird ein Intervalltraining bei geringer Geschwindigkeit (oder geringer Steigung) eingesetzt. Während der Kraft-Ausdauerphase verwenden Sie beim Bodybuilding moderate Gewichte bei mittlerer Wiederholungszahl (etwa 12) und die Geschwindigkeit (oder die

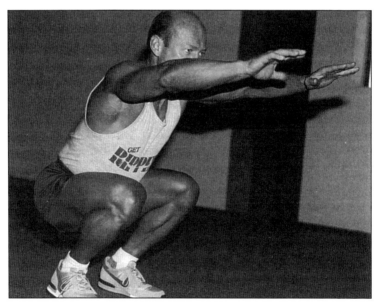

Eigentlich reicht ein Aufwärmsatz, doch bei den schweren Übungen wie Kniebeugen, Kreuzheben und Bankdrücken empfiehlt es sich, zwei bis drei auszuführen. Ein Satz freie Kniebeugen ohne Gewicht, sowie zwei Sätze mit leichtem Gewicht sind eine optimale Vorbereitung für den einen, schweren Kniebeugen-Satz. Foto: Guy Appelman

Steigung) beim Lauftraining wird erhöht; dafür werden die Trainingseinheiten um 5 Minuten gekürzt. In der Kraftphase stellt sich die Belastungsverteilung so dar, daß die Intensität recht hoch ausfällt, aber der Umfang der Trainingseinheiten noch weiter abnimmt. Beim Bodybuilding gehen Sie an Ihre Kraftgrenze heran, führen aber nur acht oder weniger Wiederholungen aus; entsprechend erfolgen ziemlich anstrengende Ausdauerübungen, bei denen die Intervalle zwischen den Höchstbelastungen nur ein- oder zwei Minuten betragen.

Wie Sie sehen, verhalten sich Umfang und Intensität umgekehrt proportional zueinander. Wie bei einer Wippe kann die eine Seite nur nach oben gehen, wenn die andere sich gleichzeitig nach unten bewegt. Wenn Sie also ein hartes Bodybuilding-Training oder einen schnellen, anstrengenden Lauf absolvieren, dann muß die Belastung kürzer ausfallen.

Beim Ultraschlank-Programm handelt es sich um einen ausbalancierten Trainingsplan. Das bedeutet, daß der gesamte Körper – Arme und Beine, Ober- und Unterkörper – durch Kraft- und Ausdauertraining gefordert wird. Dabei wird auch das Prinzip der Periodisierung angewendet, es erfolgt ein Wechsel von schweren und leichten Trainingstagen. Zudem zeichnet sich unser Trainingsplan durch Abwechslung aus, so daß Ihnen das Training immer wieder Spaß bereitet.

Trainingsplan 1. Zyklus: A/B Ganzkörpertraining

Der 1. Zyklus setzt sich aus 3 Phasen zusammen, die jeweils vier Wochen dauern: Ausdauerphase (Bodybuilding: 20 Wiederholungen; Ausdauer: 10 Minuten Intervalle), Kraftausdauerphase (12 Wiederholungen; 5 Minuten Intervalle) und Kraftphase (8 Wiederholungen; 1-2 Minuten Intervalle). Für das Bodybuilding werden zwei unterschiedliche Trainingspläne eingesetzt; »Bodybuilding A« und »Bodybuilding B«. In der ersten Woche fällt »A« als schweres Training auf den ersten Tag, »B« als leichtes Training auf den vierten. In der zweiten Woche wird »Bodybuilding B« als schweres Training am ersten Tag ausgeführt, »A« dagegen als leichtes am vierten, und so weiter. Auf diese Weise gestalten sich die Bodybuilding-Trainingseinheiten abwechslungsreicher und erfolgversprechender.

Bevor es losgeht, müssen wir erst einmal für jede Bodybuilding-Übung das Gewicht bestimmen, mit dem Sie 20 Sätze ausführen können. Wenn Sie z.B. mit 50kg so gerade 20 Wiederholungen in der Kniebeuge schaffen, würden 50kg für diese Übung als 100% festgelegt. Wenn also das erste Training mit 90% angesetzt ist, so würden Sie für die Kniebeuge 45kg verwenden.

An dieser Stelle einige Anmerkungen des Verlages: Clarence Bass geht hier von dem im Kraftsport üblichen Konzept ab, die 100%-Kraftleistung durch eine Maximalwiederholung festzulegen. Normalerweise stehen 100% für ein Gewicht, das man gerade einmal bewältigt. Das Ultraschlank-Trainingsprogramm ist allerdings nicht auf Maximalkraft ausgerichtet, sondern auf einen Muskel- und Kraftaufbau bei gleichzeitigem Abbau von Körperfett. Es mag zunächst etwas umständlich erscheinen, 100% für 20, 12, oder 8 Wiederholungen festzulegen, in der Praxis ist das aber schnell ermittelt. Wer schon einige Zeit mit Gewichten trainiert, kennt seine Leistungen bei verschiedenen Wiederholungszahlen ziemlich gut. Der Anfänger sollte diesem 1. Zyklus vielleicht ein oder zwei Test-Wochen vorausgehen lassen; nach einigen Trainingseinheiten, bei denen Gewichte und Wiederholungszahlen jeweils notiert werden, kann man seine 100%-Leistung ebenfalls recht gut einschätzen.

Die Trainingspläne für die einzelnen Bodybuilding-Einheiten sind zusätzlich um die Tabellenspalten »Gewicht für 100%«, »Trainingsgewicht in Prozent« und »Geschafft« ergänzt. Die Trainingseinheiten können so besser vorbereitet werden. Tragen Sie einfach zum Start des ersten Bodybuilding-Trainings für jede Übung den 100%-Wert in die Spalte »Gew. 100%« ein; mit einem Taschenrechner läßt sich das Trainingsgewicht dann einfach ermitteln. Wenn z.B. 50kg in der Kniebeuge 100% darstellen, für die Trainingseinheit aber 90% gefordert werden, dann multiplizieren Sie 50 mit 0,90 (50 x 0,90 = 45), und Sie erhalten den Wert für 90%, nämlich 45kg. Dieser Wert wird dann in die Spalte »Gew. 90%« eingetragen. Ebenso verfahren Sie mit allen anderen Übungen. So müssen Sie beim Training nicht raten, welches Gewicht erforderlich ist. Die nächste Trainingseinheit mit gleichen Übungen und gleicher Belastung kann ebenfalls schnell geplant werden: Übernehmen Sie einfach die Werte vom vorigen Mal (z.B. können die Werte für »1. Woche: Bodybuilding A, 90%« für die »3. Woche: Bodybuilding A, 90%« übernommen werden). Wenn eine andere Belastung gefordert wird, z.B. 80%, kann aufgrund der 100%-Werte der letzten Trainingseinheit das 80%-Gewicht ebenfalls schnell ermittelt werden: 50 x 0,80 = 40kg.

Die Spalte »Geschafft« kann mehrfach genutzt werden. Wenn Sie die Übung mit dem geplanten Gewicht ausgeführt haben, setzen Sie hier einfach einen Haken. Wenn Sie weniger geschafft haben, als geplant (vielleicht haben Sie sich bei der Planung überschätzt und schaffen mit Müh und Not gerade 20 Wiederholungen mit 42,5kg statt der geforderten 45 in der Kniebeuge), dann tragen Sie »42,5 / 100%« in diese Spalte ein. Bei der nächsten Trainingseinheit, in der diese Übung vorkommt, würden Sie dann 42,5kg als neuen 100%-Wert übernehmen, und die Belastung entsprechend ausrechnen (wenn 80% von 42,5kg gefordert werden, sieht die Rechnung so aus: 42,5 x 0,80 = 34; 34kg entsprechen 80%).

Ab der fünften Woche, dem Beginn der Kraftausdauerphase, müssen Sie für die ersten beiden Bodybuilding-Einheiten jeweils das Gewicht für 100% bei 12 Wiederholungen festlegen. Sie müßten jetzt bereits gut einschätzen können, welches Gewicht Sie z.B. in der Kniebeuge 12 mal schaffen. Diesen Wert benutzen Sie dann, um mit der gleichen Formel wie zuvor die Belastung für diese Phase auszurechnen. Nehmen wir an, Sie würden in der Kniebeuge 12 Wiederholungen mit 65kg schaffen; dann rechnen sie 95% folgendermaßen aus: 65 x 0,95 = 61,75kg. Aus praktischen Erwägungen empfiehlt sich hier, entweder auf- oder abzurunden (61,5 oder 62,5kg). Wenn in der Kraftphase ab der 9. Woche dann 8 Wiederholungen gefordert werden, wiederholt sich das Ganze. Um bei unserem Beispiel zu bleiben: Sie legen fest, wieviel Gewicht sie in der Kniebeuge 8 Mal bewältigen. Wenn das 80kg wären, rechnen Sie 90% davon wieder nach unserer Formel aus (80 x 0,90 = 72kg). Entsprechend errechnen sich die ab der 11. Woche geforderten 105% (80 x 1,05 = 84kg).

Vor jeder Bodybuilding-Übung ist noch einmal ein spezifisches Aufwärmen nötig. Dazu führt man einen Satz mit leichtem Gewicht aus. Schwere Übungen wie Kniebeugen, Kreuzheben oder Bankdrücken erfordern zwei oder drei Aufwärmsätze, bevor man den Arbeitssatz angeht. Die Aufwärmsätze können aber durchaus kürzer ausfallen. Wenn z.B. beim Arbeitssatz in der Kniebeuge 20 Wiederholungen mit 72kg gefordert sind, dann kann die Kniebeuge ohne Gewicht (beim Aufwärmen) als erster, spezifischer Aufwärmsatz dafür gelten. Der zweite Aufwärmsatz könnte aus 12 Wiederholungen mit 50kg bestehen, der dritte aus acht Wiederholungen mit 60kg. Beim Bankdrücken, wenn z.B. 70kg für 20 Wiederholungen gefordert sind, kann das spezifische Aufwärmen folgendermaßen aussehen: 40kg x 12; 50kg x 10; 60kg x 8, dann erst folgt der Arbeitssatz mit 70kg x 20. Für leichtere Übungen, wie z.B. Langhantelcurls, reicht ein spezifischer Aufwärmsatz völlig aus; bei mittelschweren Übungen wie dem Nackendrücken wären vielleicht zwei zu empfehlen. Schon nach kurzer Zeit werden Sie herausgefunden haben, wie vie-

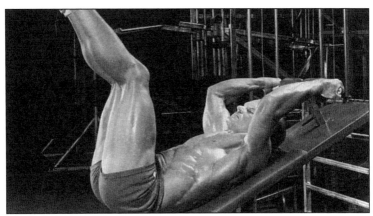

Beinheben auf dem Bauchbrett. Oben sehen Sie die Start-position, unten die Endposition. Ziehen Sie die Beine aus der Startposition mit den Bauchmuskeln nach oben. Achten Sie darauf, daß die Hüften das Brett beim Start und zum Ende der Abwärtsbewegung nicht berühren. So bleiben die unteren Bauchmuskeln die ganze Zeit über angespannt und werden stärker belastet. Die Belastung kann variiert werden, wenn das Brett höher oder tiefer gehängt wird. Fotos: Mike Neveux

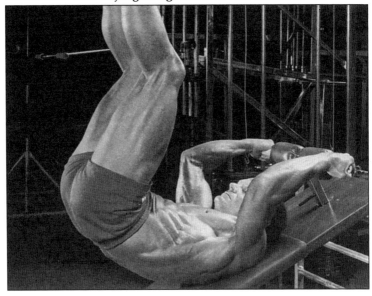

le Sätze Sie jeweils zum Aufwärmen benötigen. Wenn Sie sich jetzt fragen, wie lang die Pausen zwischen den Sätzen einer Übung und zwischen zwei Übungen ausfallen sollen, so gilt auch hier: Probieren geht über studieren. Mit zunehmender Ausdauerleistung werden Sie mehr »Luft« zur Verfügung haben, um schneller durch eine Bodybuilding-Trainingseinheit zu gehen. Bedenken Sie aber: Je kürzer die Zeitspanne ausfällt, die Sie für eine Trainingseinheit benötigen, desto höher steigt die Intensität. Wenn also ein leichtes Training gefordert ist, dann sollten Sie die Intensität nicht durch zu kurze Pausen über Gebühr anheben.

Die Übungen selbst sollten sehr korrekt ausgeführt werden, d.h. über den vollen Bewegungsspielraum und mit einer kurzen Höchstkontraktion. Wenn 20 Wiederholungen gefordert sind, Sie aber die Hantel nur mit viel Schwungholen und bei reduziertem Bewegungsablauf 20 Mal heben können, dann müssen Sie weniger Gewicht nehmen. Der erfahrene Bodybuilder wird das nicht gern hören; niemand reduziert gern das Gewicht. Aber wenn Sie beim Langhantelcurl 50kg gerade 10 Mal heben können, muß das Gewicht für 20 Wiederholungen zwangsläufig reduziert werden. Erst durch das Training mit hohen Wiederholungszahlen wird die Bildung neuer Mitochondrien in den Muskelzellen angeregt. Die hohen (20) und mittleren (12) Wiederholungszahlen der beiden ersten Phasen des 1. Zyklus bilden die Grundlage für einen raschen Masse-Aufbau in der dritten Phase mit acht Wiederholungen. Bedenken Sie auch, daß sich die besten Ergebnisse beim Muskelaufbau mit nur einer schweren Trainingseinheit pro Woche einstellen: Die leichte Trainingseinheit jeder Woche dient so quasi dem Muskelerhalt und der Erholung, mithin der Vorbereitung auf die nächste schwere Einheit.

Die Reihenfolge der Übungen beim Bodybuilding folgt bekannten Regeln: Die schwerste Übung zuerst, die leichteste zuletzt. Entsprechend stehen Kniebeugen, Kreuzheben und Bankdrücken, alles Übungen, die viel Energie erfordern, jeweils am Anfang des Trainings, dann folgen kleinere Muskelgruppen wie Schultern und Arme; die Bauchmuskeln sind als letztes an der Reihe. Bei den Übungen in den Bodybuilding-Trainingsplänen steht übrigens »KH«, wenn für die Ausführung eine Kurzhantel erforderlich ist, und »LH« entsprechend für eine Langhantel. Ende der Anmerkungen; jetzt geht es weiter mit Clarence Bass.

Beim Ausdauertraining wechseln Laufband und Air-Dyne einander ab. Die Abfolge des Ausdauertrainings ist für jede Trainingseinheit auf dem Laufband mit Minuten, Geschwindigkeit und Steigung vorgegeben; beim Air-Dyne entsprechend mit Minuten und Belastungsstufe. Beim Air-Dyne finden Sie immer zwei Belastungsstufen: »vor 1989« und »nach 1989«. Das hängt mit einer Modelländerung zusammen. Bei allen Geräten, die vor 1989 gebaut wurden, reicht die Skala von 0,50 (sehr leicht) bis 7,00 (sehr schwer). Ab dem Jahr 1989 wurden die Air-Dynes mit einem neuen Leistungsmonitor ausgestattet. Diese Modelle erfordern schon bei niedrigen Umdrehungszahlen höhere Leistungen. So entspricht eine Belastung von 3,00 etwa 50 Umdrehungen auf dem alten Gerät, beim neuen liegt die Belastung mit 50 Umdrehungen bei 5,00. Wählen Sie jeweils die Vorgaben für das Air-Dyne, das Ihnen zur Verfügung steht.

Wenn Sie weder auf ein Laufband, noch auf ein Air-Dyne zurückgreifen können, ist das auch nicht schlimm. Der Grad der Intensität und die Intervalle auf dem Air-Dyne lassen sich z.B. gut auf ein herkömmliches Fahrradergometer übertragen, selbst die fehlende Armbewegung kann (eingeschränkt) durch das Schwingen der Arme simuliert werden. So

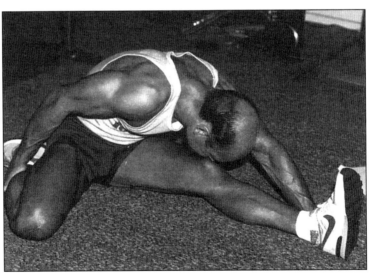

Dehnübungen sollten Sie besser nach dem Training ausführen, nicht davor. Ein durch das Training gut aufgewärmter Muskel läßt sich besser dehnen; vor dem Training ist die Gefahr einer Zerrung einfach zu groß. Foto: Guy Appelman

muß der Oberkörper zumindest etwas mehr Arbeit leisten, als wenn Sie sich die ganze Zeit auf den Lenker stützen. Das Training auf dem Laufband ließe sich idealerweise durch einen forcierten Spaziergang mit unterschiedlichen Geschwindigkeiten (entsprechend den Intervallen auf dem Band) ersetzen.

Ein generelles Aufwärmen sollte vor jeder Trainingseinheit stattfinden, auch vor den Ausdauerbelastungen: Clarence Bass führt jeweils 10 Wiederholungen von folgenden Bewegungen aus (ohne Gewicht, die beteiligten Muskeln dabei jeweils kurz anspannen): Curlen und Strecken der Arme, um die Ellbogen aufzuwärmen, Schulterheben für den Trapezius und den oberen Rücken, Armschwingen nach vorn und hinten für die Schultern, Knieheben rechts und links für die Hüftgelenke (Knie dabei jeweils so weit anheben, daß der Oberschenkel sich parallel zum Boden befindet), Rumpfbeugen (mit den Fingerspitzen die Fußspitzen berühren, bei gestreckten Beinen), Kniebeugen ohne Gewicht für die Kniegelenke. Die gleiche Bewegungsabfolge dient nach jeder Trainingseinheit zum »Abwärmen«. So wird der Abtransport von Stoffwechselprodukten aus den Muskeln beschleunigt und die Erholung gefördert.

Die Spaziergänge am 3. und 6. Tag dienen der Erholung vom Training ebenso, wie einem verstärkten Fettabbau. Erinnern Sie sich daran, wie viele Kalorien ich mit meinen Spaziergängen pro Jahr verbrenne? Auf dieses wenig anstrengende Training sollten Sie nicht verzichten, außerdem läßt es sich gut in den Alltag einbauen: Gehen Sie einfach zu Fuß zur Arbeit, zum Einkaufen, oder wenn Sie Freunde besuchen. So läßt sich das Angenehme gut mit dem Nützlichen verbinden. Am 7. Tag sollten Sie sich dann wirklich Ruhe gönnen und sich nach Möglichkeit nicht anstrengen. So starten Sie dann gut erholt in das Training der nächsten Woche. Der Plan für eine Woche im 1. Zyklus sieht so aus:

1. Tag: Gewichtstraining A (schwer)
2. Tag: Laufband (schwer)
3. Tag: Spaziergang
4. Tag: Gewichtstraining B (leicht)
5. Tag: Air-Dyne (leicht)
6. Tag: Spaziergang
7. Tag: Ruhetag

Bei mir fällt der erste Tag des Trainingsprogramms auf einen Montag; teilen Sie sich die Tage so ein, wie Sie es möchten. Es macht aber Sinn, das schwere Training auf solche Wochentage zu legen, an denen Sie die meiste Kraft aufbringen können, also am besten nach dem Ruhetag. Wie Sie vielleicht festgestellt haben, fallen die Übungen für die beiden Ausdauertage verschieden aus, entweder wird das Laufband oder das Air-Dyne benutzt. Auch beim Gewichtstraining werden nie zwei gleiche Übungs-

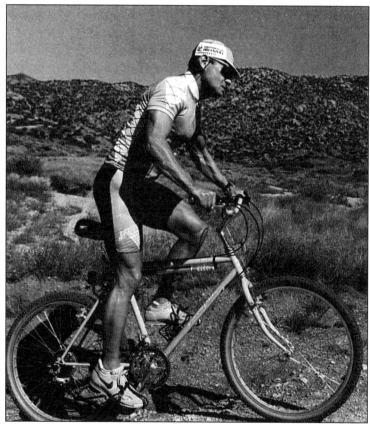

Am Ende des Trainingszyklus müssen Sie eine Pause einlegen. Trainieren Sie etwas völlig anderes, aber halten Sie dabei die Belastung möglichst gering; Sie müssen sich erholen. Wenn die Batterien wieder aufgeladen sind, können Sie voller Energie mit dem nächsten Zyklus beginnen. Foto: Guy Appelman

abfolgen nacheinander trainiert. So wird eine ausgewogene Belastung aller Muskeln erreicht und es wird nicht so schnell langweilig.

Auf den ersten Blick mag es so erscheinen, daß bestimmte Übungen immer nur »leicht« trainiert werden, da es unterschiedliche Übungsabfolgen gibt (Bodybuilding A »schwer«, Bodybuilding B »leicht«). Das Problem wird aber umgangen, indem in der folgenden Woche der B-Tag »schwer« gestaltet wird und der A-Tag dafür »leicht«. Auch die Ausdauer-Tage sind bewußt so gewählt: Das Laufband trainiert den Unterkörper, das Air Dyne dagegen den Oberkörper und die Beine. Dabei fällt das Lauftraining intensiver aus, als das Training auf dem Air Dyne, wo mehr Muskeln eingesetzt werden. Statt die Intensität der Ausdauereinheiten jede Woche zu wechseln, lösen wir hier das Problem auf andere Weise. Das Training auf dem Laufband wird über die Dauer des gesamten 12-Woche-Zyklus intensiver ausgeführt, als das Air-Dyne-Training. Erst im darauf folgenden, zweiten 12-Wochen-Zyklus werden die Rollen vertauscht und das Laufband wird für den »leichten« Trainingstag genutzt. Der dritte und letzte 12-Wochen-Zyklus geht den Wechsel von leichten und schweren Trainingstagen wieder anders an, wie Sie später noch sehen werden.

Am Ende der 12 Wochen eines Zyklusses folgt stets eine zweiwöchige Erholungsphase. Das bedeutet aber nicht, daß Sie gar nichts tun. Vielmehr wird auch hier das Konzept der »aktiven« Erholung angewandt. Ähnlich den Spaziergängen während des Trainings sollten Sie sich jetzt mit anderen Arten des Trainings beschäftigen. Ich wähle z.B. nach Belieben zwischen Mountain-Bike fahren, Jogging im Freien oder verschiedenen Bodybuilding-Übungen. Wichtig dabei ist, daß es mir Spaß macht und ich in diesen 14 Tagen keiner Vorgabe folgen muß. Die Belastung beim Training fällt leicht bis mittelschwer aus, schließlich habe ich gerade eine anstrengende Kraftphase hinter mich gebracht und mein Körper braucht neben einer verminderten Belastung auch Abwechslung von der Routine. Am Ende dieser zwei Wochen werden Sie es kaum erwarten können, mit dem nächsten Zyklus zu beginnen. Auf den folgenden Seiten finden Sie den detaillierten Trainingsplan für den 1. Zyklus.

1. Zyklus, 1. Woche, 1. Tag Bodybuilding A

20 Wiederholungen, Belastung 90%

Kurzes Aufwärmen (ohne Gewichte): Armbeugen und
-strecken, Schulterheben, Armschwingen vor-/rückwärts,
Knieheben, Rumpfbeugen, Kniebeuge ohne Gewicht

Je Übung 1-3 Aufwärmsätze und 1 Arbeitssatz

Übung	Gew. 100%	Gew. 90%	Geschafft
Kniebeugen (LH)			
Beincurl			
Wadenheben			
Latziehen zum Nacken			
Bankdrücken (LH)			
Nackendrücken (2KH)			
Trizepsdrücken (Kabel)			
Curl (LH)			
Situps			
Seitbeugen (1KH)			

Kurzes Abwärmen (wie Aufwärmen, s.o.)

1. Zyklus, 1. Woche, 2. Tag Laufband - **moderat**

Gleiches Aufwärmen wie beim Bodybuilding

Zeit Minuten	Geschwindigkeit Meilen/h	Kilometer/h	Steigung	Arbeit
1	3,30	5,28	0%	Aufwärmen
1	"	"	1%	"
1	"	"	3%	"
1	"	"	5%	"
1	"	"	7%	"
1	"	"	9%	"
1	"	"	11%	"
1	"	"	13%	"
10	"	"	15%	Hoch 1
5	"	"	10%	Erholung
1	"	"	13%	Übergang
2	"	"	15%	Hoch 2
2	3,50	5,60	13%	"
2	3,70	5,92	11%	"
2	3,90	6,24	9%	"
2	4,10	6,56	7%	" (Joggen)
1	3,30	5,28	7%	Abwärmen
1	"	"	5%	"
1	"	"	3%	"
1	"	"	1%	"
1	"	"	0%	"

Insgesamt 40 Minuten auf dem Laufband, danach Abwärmen (wie Aufwärmen)

1. Zyklus, 1. Woche, 3. Tag Spaziergang

1. Zyklus, 1. Woche, 4. Tag Bodybuilding B

20 Wiederholungen, Belastung 80%

Kurzes Aufwärmen (ohne Gewichte): Armbeugen und
-strecken, Schulterheben, Armschwingen vor-/rückwärts,
Knieheben, Rumpfbeugen, Kniebeuge ohne Gewicht

Je Übung 1-3 Aufwärmsätze und 1 Arbeitssatz

Übung	Gew. 100%	Gew. 80%	Geschafft
Kreuzheben (LH)			
Beinstrecken			
Wadenheben, stehend			
Rudern, vorgebeugt (2KH)			
Dips			
Nackendrücken (LH)			
Bankdrücken, eng (LH)			
Scott-Curls (LH)			
Beinheben			
Situps mit Drehung			

Kurzes Abwärmen (wie Aufwärmen, s.o.)

---

1. Zyklus, 1. Woche, 5. Tag

Fahrradergometer (Schwinn AIR-DYNE) - leicht

Gleiches Aufwärmen wie beim Bodybuilding

Zeit Minuten	Belastung vor 1989	nach 1989	Arbeit
5	1 bis 3	1,6 bis 4,8	Aufwärmen
10	3,50	5,60	Hoch 1
5	2,50	4,00	Erholung
2	3,50	5,60	Hoch 2
2	4,00	6,40	"
2	3,00	4,80	"
2	3,75	6,00	"
2	3,25	5,20	"
5	3 bis 1	4, 8 bis 1,6	Abwärmen

Insgesamt 35 Minuten auf dem Air-Dyne, danach Abwärmen (wie Aufwärmen)

---

1. Zyklus, 1. Woche, 6. Tag **Spaziergang**

---

1. Zyklus, 1. Woche, 7. Tag **Erholung**

1. Zyklus, 2. Woche, 1. Tag Bodybuilding B

20 Wiederholungen, Belastung 90%

Kurzes Aufwärmen (ohne Gewichte): Armbeugen und
-strecken, Schulterheben, Armschwingen vor-/rückwärts,
Knieheben, Rumpfbeugen, Kniebeuge ohne Gewicht

Je Übung 1-3 Aufwärmsätze und 1 Arbeitssatz

Übung	Gew. 100%	Gew. 90%	Geschafft
Kreuzheben (LH)			
Beinstrecken			
Wadenheben, stehend			
Rudern, vorgebeugt (2KH)			
Dips			
Nackendrücken (LH)			
Bankdrücken, eng (LH)			
Scott-Curls (LH)			
Beinheben			
Situps mit Drehung			

Kurzes Abwärmen (wie Aufwärmen, s.o.)

1. Zyklus, 2. Woche, 2. Tag Laufband - moderat

Gleiches Aufwärmen wie beim Bodybuilding

Zeit	Geschwindigkeit			
Minuten	**Meilen/h**	**Kilometer/h**	**Steigung**	**Arbeit**
1	3,30	5,28	0%	Aufwärmen
1	"	"	1%	"
1	"	"	3%	"
1	"	"	5%	"
1	"	"	7%	"
1	"	"	9%	"
1	"	"	11%	"
1	"	"	13%	"
10	"	"	15%	Hoch 1
5	"	"	10%	Erholung
1	"	"	13%	Übergang
2	"	"	15%	Hoch 2
2	3,50	5,60	13%	"
2	3,70	5,92	11%	"
2	3,90	6,24	9%	"
2	4,10	6,56	7%	Joggen
1	3,30	5,28	7%	Abwärmen
1	"	"	5%	"
1	"	"	3%	"
1	"	"	1%	"
1	"	"	0%	"

Insgesamt 40 Minuten auf dem Laufband, danach Abwärmen (wie Aufwärmen)

1. Zyklus, 2. Woche, 3. Tag Spaziergang

1. Zyklus, 2. Woche, 4. Tag **Bodybuilding A**

20 Wiederholungen, Belastung 80%

Kurzes Aufwärmen (ohne Gewichte): Armbeugen und
-strecken, Schulterheben, Armschwingen vor-/rückwärts,
Knieheben, Rumpfbeugen, Kniebeuge ohne Gewicht

Je Übung 1-3 Aufwärmsätze und 1 Arbeitssatz

Übung	Gew. 100%	Gew. 80%	Geschafft
Kniebeugen (LH)			
Beincurl			
Wadenheben			
Latziehen zum Nacken			
Bankdrücken (LH)			
Nackendrücken (2KH)			
Trizepsdrücken (Kabel)			
Curl (LH)			
Situps			
Seitbeugen (1KH)			

Kurzes Abwärmen (wie Aufwärmen, s.o.)

---

1. Zyklus, 2. Woche, 5. Tag

Fahrradergometer (Schwinn AIR-DYNE) - leicht

Gleiches Aufwärmen wie beim Bodybuilding

Zeit	Belastung		Arbeit
Minuten	**vor 1989**	**nach 1989**	
5	1 bis 3	1,6 bis 4,8	Aufwärmen
10	3,50	5,60	Hoch 1
5	2,50	4,00	Erholung
2	3,50	5,60	Hoch 2
2	4,00	6,40	"
2	3,00	4,80	"
2	3,75	6,00	"
2	3,25	5,20	"
5	3 bis 1	4,8 bis 1,6	Abwärmen

Insgesamt 35 Minuten auf dem Air-Dyne, danach Abwärmen (wie Aufwärmen)

---

1. Zyklus, 2. Woche, 6. Tag **Spaziergang**

---

1. Zyklus, 2. Woche, 7. Tag **Erholung**

1. Zyklus, 3. Woche, 1. Tag Bodybuilding A

20 Wiederholungen, Belastung 95%

Kurzes Aufwärmen (ohne Gewichte): Armbeugen und
-strecken, Schulterheben, Armschwingen vor-/rückwärts,
Knieheben, Rumpfbeugen, Kniebeuge ohne Gewicht

Je Übung 1-3 Aufwärmsätze und 1 Arbeitssatz

Übung	Gew. 100%	Gew. 95%	Geschafft
Kniebeugen (LH)			
Beincurl			
Wadenheben			
Latziehen zum Nacken			
Bankdrücken (LH)			
Nackendrücken (2KH)			
Trizepsdrücken (Kabel)			
Curl (LH)			
Situps			
Seitbeugen (1KH)			

Kurzes Abwärmen (wie Aufwärmen, s.o.)

1. Zyklus, 3. Woche, 2. Tag Laufband - mittelschwer

Gleiches Aufwärmen wie beim Bodybuilding

Zeit	Geschwindigkeit			
Minuten	**Meilen/h**	**Kilometer/h**	**Steigung**	**Arbeit**
1	3,30	5,28	0%	Aufwärmen
1	"	"	1%	"
1	3,50	5,60	3%	"
1	"	"	5%	"
1	"	"	7%	"
1	"	"	9%	"
1	"	"	11%	"
1	"	"	13%	"
10	"	"	15%	Hoch 1
4	3,30	5,28	10%	Erholung
1	3,50	5,60	10%	Übergang
1	"	"	13%	"
2	"	"	15%	Hoch 2
2	3,70	5,92	13%	"
2	3,90	6,24	11%	"
2	4,10	6,56	9%	" (Joggen)
2	4,30	6,88	7%	" (Joggen)
1	3,30	5,28	7%	Abwärmen
1	"	"	5%	"
1	"	"	3%	"
1	"	"	1%	"
2	2,80	4,48	0%	"

Insgesamt 40 Minuten auf dem Laufband, danach Abwärmen (wie Aufwärmen)

1. Zyklus, 3. Woche, 3. Tag Spaziergang

1. Zyklus, 3. Woche, 4. Tag Bodybuilding B

20 Wiederholungen, Belastung 85%

Kurzes Aufwärmen (ohne Gewichte): Armbeugen und
-strecken, Schulterheben, Armschwingen vor-/rückwärts,
Knieheben, Rumpfbeugen, Kniebeuge ohne Gewicht

Je Übung 1-3 Aufwärmsätze und 1 Arbeitssatz

Übung	Gew. 100%	Gew. 85%	Geschafft
Kreuzheben (LH)			
Beinstrecken			
Wadenheben, stehend			
Rudern, vorgebeugt (2KH)			
Dips			
Nackendrücken (LH)			
Bankdrücken, eng (LH)			
Scott-Curls (LH)			
Beinheben			
Situps mit Drehung			

Kurzes Abwärmen (wie Aufwärmen, s.o.)

---

1. Zyklus, 3. Woche, 5. Tag

Fahrradergometer (Schwinn AIR-DYNE) - moderat

Gleiches Aufwärmen wie beim Bodybuilding

Zeit	Belastung		
Minuten	vor 1989	nach 1989	Arbeit
2	2,00	3,60	Aufwärmen
3	3,00	4,80	"
10	4,00	6,40	Hoch 1
5	3,00	4,80	Erholung
2	4,00	6,40	Hoch 2
2	3,50	5,60	"
2	4,50	7,20	"
2	3,75	6,00	"
2	4,25	6,80	"
5	3 bis 1	4,8 bis 1,6	Abwärmen

Insgesamt 35 Minuten auf dem Air-Dyne, danach Abwärmen (wie Aufwärmen)

---

1. Zyklus, 3. Woche, 6. Tag Spaziergang

---

1. Zyklus, 3. Woche, 7. Tag Erholung

1. Zyklus, 4. Woche, 1. Tag **Bodybuilding B**

20 Wiederholungen, Belastung 95%

Kurzes Aufwärmen (ohne Gewichte): Armbeugen und
-strecken, Schulterheben, Armschwingen vor-/rückwärts,
Knieheben, Rumpfbeugen, Kniebeuge ohne Gewicht

Je Übung 1-3 Aufwärmsätze und 1 Arbeitssatz

Übung	Gew. 100%	Gew. 95%	Geschafft
Kreuzheben (LH)			
Beinstrecken			
Wadenheben, stehend			
Rudern, vorgebeugt (2KH)			
Dips			
Nackendrücken (LH)			
Bankdrücken, eng (LH)			
Scott-Curls (LH)			
Beinheben			
Situps mit Drehung			
Kurzes Abwärmen (wie Aufwärmen, s.o.)			

1. Zyklus, 4. Woche, 2. Tag **Laufband - mittelschwer**

Gleiches Aufwärmen wie beim Bodybuilding

Zeit	Geschwindigkeit			
Minuten	**Meilen/h**	**Kilometer/h**	**Steigung**	**Arbeit**
1	3,30	5,28	0%	Aufwärmen
1	"	"	1%	"
1	3,50	5,60	3%	"
1	"	"	5%	"
1	"	"	7%	"
1	"	"	9%	"
1	"	"	11%	"
1	"	"	13%	"
10	"	"	15%	Hoch 1
4	3,30	5,28	10%	Erholung
1	3,50	5,60	10%	Übergang
1	"	"	13%	"
2	"	"	15%	Hoch 2
2	3,70	5,92	13%	"
2	3,90	6,24	11%	"
2	4,10	6,56	9%	" (Joggen)
2	4,30	6,88	7%	" (Joggen)
1	3,30	5,28	7%	Abwärmen
1	"	"	5%	"
1	"	"	3%	"
1	"	"	1%	"
2	2,80	4,48	0%	"
Insgesamt 40 Minuten auf dem Laufband, danach Abwärmen (wie Aufwärmen)				

1. Zyklus, 4. Woche, 3. Tag **Spaziergang**

1. Zyklus, 4. Woche, 4. Tag Bodybuilding A

20 Wiederholungen, Belastung 85%

Kurzes Aufwärmen (ohne Gewichte): Armbeugen und
-strecken, Schulterheben, Armschwingen vor-/rückwärts,
Knieheben, Rumpfbeugen, Kniebeuge ohne Gewicht

Je Übung 1-3 Aufwärmsätze und 1 Arbeitssatz

Übung	Gew. 100%	Gew. 85%	Geschafft
Kniebeugen (LH)			
Beincurl			
Wadenheben			
Latziehen zum Nacken			
Bankdrücken (LH)			
Nackendrücken (2KH)			
Trizepsdrücken (Kabel)			
Curl (LH)			
Situps			
Seitbeugen (1KH)			

Kurzes Abwärmen (wie Aufwärmen, s.o.)

---

1. Zyklus, 4. Woche, 5. Tag

Fahrradergometer (Schwinn AIR-DYNE) - moderat

Gleiches Aufwärmen wie beim Bodybuilding

Zeit Minuten	Belastung vor 1989	nach 1989	Arbeit
2	2,00	3,60	Aufwärmen
3	3,00	4,80	"
10	4,00	6,40	Hoch 1
5	3,00	4,80	Erholung
2	4,00	6,40	Hoch 2
2	3,50	5,60	"
2	4,50	7,20	"
2	3,75	6,00	"
2	4,25	6,80	"
5	3 bis 1	4,8 bis 1,6	Abwärmen

Insgesamt 35 Minuten auf dem Air-Dyne, danach Abwärmen (wie Aufwärmen)

---

1. Zyklus, 4. Woche, 6. Tag Spaziergang

---

1. Zyklus, 4. Woche, 7. Tag Erholung

1. Zyklus, 5. Woche, 1. Tag Bodybuilding A

12 Wiederholungen, Belastung 95%
Kurzes Aufwärmen (ohne Gewichte): Armbeugen und
-strecken, Schulterheben, Armschwingen vor-/rückwärts,
Knieheben, Rumpfbeugen, Kniebeuge ohne Gewicht

Je Übung 1-3 Aufwärmsätze und 1 Arbeitssatz

Übung	Gew. 100%	Gew. 95%	Geschafft
Kniebeugen (LH)			
Beincurl			
Wadenheben			
Latziehen zum Nacken			
Bankdrücken (LH)			
Nackendrücken (2KH)			
Trizepsdrücken (Kabel)			
Curl (LH)			
Situps			
Seitbeugen (1KH)			

Kurzes Abwärmen (wie Aufwärmen, s.o.)

1. Zyklus, 5. Woche, 2. Tag Laufband - moderat

Gleiches Aufwärmen wie beim Bodybuilding

Zeit Minuten	Geschwindigkeit Meilen/h	Kilometer/h	Steigung	Arbeit
1	3,30	5,28	0%	Aufwärmen
1	"	"	2%	"
1	"	"	4%	"
1	"	"	6%	"
1	"	"	8%	"
1	"	"	10%	"
1	"	"	12%	"
1	"	"	14%	"
1	"	"	16%	"
1	"	"	18%	"
5	"	"	20%	Hoch 1
4	"	"	10%	Erholung
1	"	"	14%	Übergang
1	"	"	17%	"
1	"	"	20%	Hoch 2
1	3,50	5,60	18%	"
1	3,70	5,92	16%	"
1	3,90	6,24	14%	"
1	4,10	6,56	12%	" (Joggen)
5	3,30	5,28	10%	Erholung
1	3,70	5,92	10%	Hoch 3
1	3,90	6,24	10%	"
1	4,10	6,56	10%	" (Joggen)
1	4,30	6,88	10%	" (Joggen)
1	4,50	7,20	10%	" (Joggen)
1	3,30	5,28	10%	Abwärmen
1	"	"	5%	"
1	2,80	4,48	5%	"
1	"	"	0%	"

Insgesamt 40 Minuten auf dem Laufband, danach Abwärmen (wie Aufwärmen)

1. Zyklus, 5. Woche, 3. Tag Spaziergang

1. Zyklus, 5. Woche, 4. Tag Bodybuilding B

12 Wiederholungen, Belastung 85%

Kurzes Aufwärmen (ohne Gewichte): Armbeugen und
-strecken, Schulterheben, Armschwingen vor-/rückwärts,
Knieheben, Rumpfbeugen, Kniebeuge ohne Gewicht

Je Übung 1-3 Aufwärmsätze und 1 Arbeitssatz

Übung	Gew. 100%	Gew. 85%	Geschafft
Kreuzheben (LH)			
Beinstrecken			
Wadenheben, stehend			
Rudern, vorgebeugt (2KH)			
Dips			
Nackendrücken (LH)			
Bankdrücken, eng (LH)			
Scott-Curls (LH)			
Beinheben			
Situps mit Drehung			

Kurzes Abwärmen (wie Aufwärmen, s.o.)

---

1. Zyklus, 5. Woche, 5. Tag

Fahrradergometer (Schwinn AIR-DYNE) - leicht

Gleiches Aufwärmen wie beim Bodybuilding

Zeit	Belastung		
Minuten	vor 1989	nach 1989	Arbeit
1	2,00	3,60	Aufwärmen
2	3,00	4,80	"
2	3,75	6,00	"
5	4,50	7,20	Hoch 1
5	3,00	4,80	Erholung
1	4,50	7,20	Hoch 2
1	4,00	6,40	"
1	5,00	8,00	"
1	4,25	6,80	"
1	4,75	7,60	"
5	4 bis 2	6,4 bis 3,2	Abwärmen

Insgesamt 25 Minuten auf dem Air-Dyne, danach Abwärmen (wie Aufwärmen)

---

1. Zyklus, 5. Woche, 6. Tag Spaziergang

---

1. Zyklus, 5. Woche, 7. Tag Erholung

1. Zyklus, 6. Woche, 1. Tag Bodybuilding B

12 Wiederholungen, Belastung 95%

Kurzes Aufwärmen (ohne Gewichte): Armbeugen und
-strecken, Schulterheben, Armschwingen vor-/rückwärts,
Knieheben, Rumpfbeugen, Kniebeuge ohne Gewicht

Je Übung 1-3 Aufwärmsätze und 1 Arbeitssatz

Übung	Gew. 100%	Gew. 95%	Geschafft
Kreuzheben (LH)			
Beinstrecken			
Wadenheben, stehend			
Rudern, vorgebeugt (2KH)			
Dips			
Nackendrücken (LH)			
Bankdrücken, eng (LH)			
Scott-Curls (LH)			
Beinheben			
Situps mit Drehung			

Kurzes Abwärmen (wie Aufwärmen, s.o.)

1. Zyklus, 6. Woche, 2. Tag Laufband - mittelschwer

Gleiches Aufwärmen wie beim Bodybuilding

Zeit	Geschwindigkeit			
Minuten	**Meilen/h**	**Kilometer/h**	**Steigung**	**Arbeit**
1	3,30	5,28	0%	Aufwärmen
1	"	"	2%	"
1	"	"	4%	"
1	"	"	6%	"
1	"	"	8%	"
1	3,50	5,60	10%	"
1	"	"	12%	"
1	"	"	14%	"
1	"	"	16%	"
1	"	"	18%	"
5	"	"	20%	Hoch 1
4	3,30	5,28	10%	Erholung
1	"	"	15%	Übergang
1	3,50	5,60	15%	"
1	"	"	20%	Hoch 2
1	3,70	5,92	18%	"
1	3,90	6,24	16%	"
1	4,10	6,56	14%	" (Joggen)
1	4,30	6,88	12%	" (Joggen)
5	3,30	5,28	10%	Erholung
1	3,90	6,24	10%	Hoch 3
1	4,10	6,56	10%	" (Joggen)
1	4,30	6,88	10%	" (Joggen)
1	4,50	7,20	10%	" (Joggen)
1	4,70	7,52	10%	" (Joggen)
1	3,00	4,80	10%	Abwärmen
1	"	"	5%	"
1	2,50	4,00	5%	"
1	"	"	0%	"

Insgesamt 40 Minuten auf dem Laufband, danach Abwärmen (wie aufwärmen)

1. Zyklus, 6. Woche, 3. Tag Spaziergang

1. Zyklus, 6. Woche, 4. Tag Bodybuilding A

12 Wiederholungen, Belastung 85%

Kurzes Aufwärmen (ohne Gewichte): Armbeugen und
-strecken, Schulterheben, Armschwingen vor-/rückwärts,
Knieheben, Rumpfbeugen, Kniebeuge ohne Gewicht

Je Übung 1-3 Aufwärmsätze und 1 Arbeitssatz

Übung	Gew. 100%	Gew. 85%	Geschafft
Kniebeugen (LH)			
Beincurl			
Wadenheben			
Latziehen zum Nacken			
Bankdrücken (LH)			
Nackendrücken (2KH)			
Trizepsdrücken (Kabel)			
Curl (LH)			
Situps			
Seitbeugen (1KH)			

Kurzes Abwärmen (wie Aufwärmen, s.o.)

---

1. Zyklus, 6. Woche, 5. Tag

Fahrradergometer (Schwinn AIR-DYNE) - leicht

Gleiches Aufwärmen wie beim Bodybuilding

Zeit Minuten	Belastung vor 1989	nach 1989	Arbeit
1	2,00	3,60	Aufwärmen
2	3,00	4,80	"
2	3,75	6,00	"
5	4,50	7,20	Hoch 1
5	3,00	4,80	Erholung
1	4,50	7,20	Hoch 2
1	4,00	6,40	"
1	5,00	8,00	"
1	4,25	6,80	"
1	4,75	7,60	"
5	4 bis 2	6,4 bis 3,2	Abwärmen

Insgesamt 25 Minuten auf dem Air-Dyne, danach Abwärmen (wie aufwärmen)

---

1. Zyklus, 6. Woche, 6. Tag Spaziergang

1. Zyklus, 6. Woche, 7. Tag Erholung

1. Zyklus, 7. Woche, 1. Tag Bodybuilding A

12 Wiederholungen, Belastung 100%

Kurzes Aufwärmen (ohne Gewichte): Armbeugen und
-strecken, Schulterheben, Armschwingen vor-/rückwärts,
Knieheben, Rumpfbeugen, Kniebeuge ohne Gewicht

Je Übung 1-3 Aufwärmsätze und 1 Arbeitssatz

Übung	Gew. 100%	Geschafft
Kniebeugen (LH)		
Beincurl		
Wadenheben		
Latziehen zum Nacken		
Bankdrücken (LH)		
Nackendrücken (2KH)		
Trizepsdrücken (Kabel)		
Curl (LH)		
Situps		
Seitbeugen (1KH)		

Kurzes Abwärmen (wie Aufwärmen, s.o.)

1. Zyklus, 7. Woche, 2. Tag Laufband - schwer

Gleiches Aufwärmen wie beim Bodybuilding

Zeit	Geschwindigkeit			
Minuten	**Meilen/h**	**Kilometer/h**	**Steigung**	**Arbeit**
1	3,30	5,28	0%	Aufwärmen
1	"	"	2%	"
1	"	"	4%	"
1	"	"	6%	"
1	"	"	8%	"
1	3,50	5,60	10%	"
1	"	"	12%	"
1	"	"	14%	"
1	3,70	5,92	16%	"
1	"	"	18%	"
5	"	"	20%	Hoch 1
4	3,30	5,28	10%	Erholung
1	3,50	5,60	15%	Übergang
1	3,70	5,92	15%	"
1	"	"	20%	Hoch 2
1	3,90	6,24	18%	"
1	4,10	6,56	16%	" (Joggen)
1	4,30	6,88	14%	" (Joggen)
1	4,50	7,20	12%	" (Joggen)
5	3,30	5,28	10%	Erholung
1	4,10	6,56	10%	Hoch 3
1	4,30	6,88	10%	" (Joggen)
1	4,50	7,20	10%	" (Joggen)
1	4,70	7,52	10%	" (Joggen)
1	4,90	7,84	10%	" (Joggen)
1	3,00	4,80	10%	Abwärmen
1	"	"	5%	"
1	2,50	4,00	5%	"
1	"	"	0%	"

Insgesamt 40 Minuten auf dem Laufband, danach Abwärmen (wie Aufwärmen)

1. Zyklus, 7. Woche, 3. Tag Spaziergang

1. Zyklus, 7. Woche, 4. Tag Bodybuilding B

12 Wiederholungen, Belastung 90%

Kurzes Aufwärmen (ohne Gewichte): Armbeugen und
-strecken, Schulterheben, Armschwingen vor-/rückwärts,
Knieheben, Rumpfbeugen, Kniebeuge ohne Gewicht

Je Übung 1-3 Aufwärmsätze und 1 Arbeitssatz

Übung	Gew. 100%	Gew. 90%	Geschafft
Kreuzheben (LH)			
Beinstrecken			
Wadenheben, stehend			
Rudern, vorgebeugt (2KH)			
Dips			
Nackendrücken (LH)			
Bankdrücken, eng (LH)			
Scott-Curls (LH)			
Beinheben			
Situps mit Drehung			

Kurzes Abwärmen (wie Aufwärmen, s.o.)

---

1. Zyklus, 7. Woche, 5. Tag

Fahrradergometer (Schwinn AIR-DYNE) - moderat

Gleiches Aufwärmen wie beim Bodybuilding

Zeit	Belastung		
Minuten	**vor 1989**	**nach 1989**	**Arbeit**
1	2,00	3,60	Aufwärmen
2	3,00	4,80	"
2	4,00	6,40	"
5	5,00	8,00	Hoch 1
5	3,00	4,80	Erholung
1	5,00	8,00	Hoch 2
1	4,50	7,20	"
1	5,50	8,80	"
1	4,75	7,60	"
1	5,25	8,40	"
5	4 bis 2	6,4 bis 3,2	Abwärmen

Insgesamt 25 Minuten auf dem Air-Dyne, danach Abwärmen (wie Aufwärmen)

---

1. Zyklus, 7. Woche, 6. Tag Spaziergang

1. Zyklus, 7. Woche, 7. Tag Erholung

1. Zyklus, 8. Woche, 1. Tag Bodybuilding B

12 Wiederholungen, Belastung 100%

Kurzes Aufwärmen (ohne Gewichte): Armbeugen und
-strecken, Schulterheben, Armschwingen vor-/rückwärts,
Knieheben, Rumpfbeugen, Kniebeuge ohne Gewicht

Je Übung 1-3 Aufwärmsätze und 1 Arbeitssatz

Übung	Gew. 100%	Geschafft
Kreuzheben (LH)		
Beinstrecken		
Wadenheben, stehend		
Rudern, vorgebeugt (2KH)		
Dips		
Nackendrücken (LH)		
Bankdrücken, eng (LH)		
Scott-Curls (LH)		
Beinheben		
Situps mit Drehung		

Kurzes Abwärmen (wie Aufwärmen, s.o.)

1. Zyklus, 8. Woche, 2. Tag Laufband - sehr schwer

Gleiches Aufwärmen wie beim Bodybuilding

Zeit	Geschwindigkeit			
Minuten	Meilen/h	Kilometer/h	Steigung	Arbeit
1	3,30	5,28	0%	Aufwärmen
1	"	"	2%	"
1	"	"	4%	"
1	"	"	6%	"
1	3,50	5,60	8%	"
1	"	"	10%	"
1	3,70	5,92	12%	"
1	"	"	14%	"
1	3,90	6,24	16%	"
1	"	"	18%	"
5	"	"	20%	Hoch 1
4	3,30	5,28	10%	Erholung
1	3,60	5,76	15%	Übergang
1	3,90	6,24	15%	"
1	"	"	20%	Hoch 2
1	4,10	6,56	18%	" (Joggen)
1	4,30	6,88	16%	" (Joggen)
1	4,50	7,20	14%	" (Joggen)
1	4,70	7,52	12%	" (Joggen)
5	3,30	5,28	10%	Erholung
1	4,30	6,88	10%	Hoch 3
1	4,50	7,20	10%	" (Joggen)
1	4,70	7,52	10%	" (Joggen)
1	4,90	7,84	10%	" (Joggen)
1	5,10	8,16	10%	" (Joggen)
1	3,00	4,80	10%	Abwärmen
1	"	"	5%	"
1	2,50	4,00	5%	"
1	"	"	0%	"

Insgesamt 40 Minuten auf dem Laufband, danach Abwärmen (wie Aufwärmen)

1. Zyklus, 8. Woche, 3. Tag Spaziergang

1. Zyklus, 8. Woche, 4. Tag Bodybuilding A

12 Wiederholungen, Belastung 90%

Kurzes Aufwärmen (ohne Gewichte): Armbeugen und
-strecken, Schulterheben, Armschwingen vor-/rückwärts,
Knieheben, Rumpfbeugen, Kniebeuge ohne Gewicht

Je Übung 1-3 Aufwärmsätze und 1 Arbeitssatz

Übung	Gew. 100%	Gew. 90%	Geschafft
Kniebeugen (LH)			
Beincurl			
Wadenheben			
Latziehen zum Nacken			
Bankdrücken (LH)			
Nackendrücken (2KH)			
Trizepsdrücken (Kabel)			
Curl (LH)			
Situps			
Seitbeugen (1KH)			

Kurzes Abwärmen (wie Aufwärmen, s.o.)

---

1. Zyklus, 8. Woche, 5. Tag

Fahrradergometer (Schwinn AIR-DYNE) - moderat

Gleiches Aufwärmen wie beim Bodybuilding

Zeit Minuten	Belastung vor 1989	nach 1989	Arbeit
1	2,00	3,60	Aufwärmen
2	3,00	4,80	"
2	4,00	6,40	"
5	5,00	8,00	Hoch 1
5	3,00	4,80	Erholung
1	5,00	8,00	Hoch 2
1	4,50	7,20	"
1	5,50	8,80	"
1	4,75	7,60	"
1	5,25	8,40	"
5	4 bis 2	6,4 bis 3,2	Abwärmen

Insgesamt 25 Minuten auf dem Air-Dyne, danach Abwärmen (wie Aufwärmen)

---

1. Zyklus, 8. Woche, 6. Tag **Spaziergang**

---

1. Zyklus, 8. Woche, 7. Tag **Erholung**

1. Zyklus, 9. Woche, 1. Tag Bodybuilding A

8 Wiederholungen, Belastung 100%

Kurzes Aufwärmen (ohne Gewichte): Armbeugen und
-strecken, Schulterheben, Armschwingen vor-/rückwärts,
Knieheben, Rumpfbeugen, Kniebeuge ohne Gewicht

Je Übung 1-3 Aufwärmsätze und 1 Arbeitssatz

Übung	Gew. 100%	Geschafft
Kniebeugen (LH)		
Beincurl		
Wadenheben		
Latziehen zum Nacken		
Bankdrücken (LH)		
Nackendrücken (2KH)		
Trizepsdrücken (Kabel)		
Curl (LH)		
Situps		
Seitbeugen (1KH)		

Kurzes Abwärmen (wie Aufwärmen, s.o.)

1. Zyklus, 9. Woche, 2. Tag Laufband - moderat

Gleiches Aufwärmen wie beim Bodybuilding

Zeit	Geschwindigkeit			
Minuten	**Meilen/h**	**Kilometer/h**	**Steigung**	**Arbeit**
1	3,30	5,28	0%	Aufwärmen
1	"	"	3%	"
1	"	"	5%	"
1	"	"	7%	"
1	"	"	9%	"
1	"	"	11%	"
1	"	"	13%	"
1	"	"	15%	"
1	"	"	17%	"
1	"	"	19%	"
1	"	"	21%	"
1	"	"	23%	"
2	"	"	25%	Hoch 1
4	"	"	10%	Erholung
1	"	"	15%	Übergang
1	"	"	20%	"
1	"	"	25%	Hoch 2
1	3,50	5,60	23%	"
4	3,30	5,28	10%	Erholung
1	"	"	15%	Übergang
1	"	"	20%	"
1	3,50	5,60	25%	Hoch 3
2	3,30	5,28	10%	Erholung
1	"	"	17,5%	Übergang
1	3,50	5,60	25%	Hoch 4
2	3,30	5,28	10%	Erholung
1	"	"	17,5%	Übergang
1	3,50	5,60	25%	Hoch 5
1	3,30	5,28	5%	Abwärmen
1	"	"	0%	"
1	2,80	4,48	0%	"

Insgesamt 40 Minuten auf dem Laufband, danach Abwärmen (wie Aufwärmen)

1. Zyklus, 9. Woche, 3. Tag Spaziergang

1. Zyklus, 9. Woche, 4. Tag Bodybuilding B

8 Wiederholungen, Belastung 90%

Kurzes Aufwärmen (ohne Gewichte): Armbeugen und -strecken, Schulterheben, Armschwingen vor-/rückwärts, Knieheben, Rumpfbeugen, Kniebeuge ohne Gewicht

Je Übung 1-3 Aufwärmsätze und 1 Arbeitssatz

Übung	Gew. 100%	Gew. 90%	Geschafft
Kreuzheben (LH)			
Beinstrecken			
Wadenheben, stehend			
Rudern, vorgebeugt (2KH)			
Dips			
Nackendrücken (LH)			
Bankdrücken, eng (LH)			
Scott-Curls (LH)			
Beinheben			
Situps mit Drehung			

Kurzes Abwärmen (wie Aufwärmen, s.o.)

---

1. Zyklus, 9. Woche, 5. Tag

Fahrradergometer (Schwinn AIR-DYNE) - leicht

Gleiches Aufwärmen wie beim Bodybuilding

Zeit Minuten	Belastung vor 1989	nach 1989	Arbeit
1	2,00	3,60	Aufwärmen
2	3,00	4,80	"
2	4,00	6,40	"
2	5,00	8,00	Hoch 1
4	3,00	4,80	Erholung
1	5,50	8,80	Hoch 2
1	4,50	7,20	"
4	3,00	4,80	Erholung
1	6,00	9,60	Hoch 3
2	3,00	4,80	Erholung
1	6,00	9,60	Hoch 4
4	4 bis 2	6,4 bis 3,2	Abwärmen

Insgesamt 25 Minuten auf dem Air-Dyne, danach Abwärmen (wie Aufwärmen)

---

1. Zyklus, 9. Woche, 6. Tag Spaziergang

---

1. Zyklus, 9. Woche, 7. Tag Erholung

1. Zyklus, 10. Woche, 1. Tag Bodybuilding B

8 Wiederholungen, Belastung 100%

Kurzes Aufwärmen (ohne Gewichte): Armbeugen und -strecken, Schulterheben, Armschwingen vor-/rückwärts, Knieheben, Rumpfbeugen, Kniebeuge ohne Gewicht

Je Übung 1-3 Aufwärmsätze und 1 Arbeitssatz

Übung	Gew. 100%	Geschafft
Kreuzheben (LH)		
Beinstrecken		
Wadenheben, stehend		
Rudern, vorgebeugt (2KH)		
Dips		
Nackendrücken (LH)		
Bankdrücken, eng (LH)		
Scott-Curls (LH)		
Beinheben		
Situps mit Drehung		

Kurzes Abwärmen (wie Aufwärmen, s.o.)

1. Zyklus, 10. Woche, 2. Tag Laufband - mittelschwer

Gleiches Aufwärmen wie beim Bodybuilding

Zeit	Geschwindigkeit			
Minuten	Meilen/h	Kilometer/h	Steigung	Arbeit
1	3,30	5,28	0%	Aufwärmen
1	"	"	3%	"
1	"	"	5%	"
1	"	"	7%	"
1	"	"	9%	"
1	"	"	11%	"
1	"	"	13%	"
1	"	"	15%	"
1	"	"	17%	"
1	"	"	19%	"
1	"	"	21%	"
1	"	"	23%	"
1	"	"	25%	Hoch 1
1	3,50	5,60	25%	"
4	3,30	5,28	10%	Erholung
1	"	"	15%	Übergang
1	"	"	20%	"
1	3,50	5,60	25%	Hoch 2
1	3,70	5,92	23%	"
4	3,30	5,28	10%	Erholung
1	3,50	5,60	15%	Übergang
1	3,70	5,92	20%	"
1	"	"	25%	Hoch 3
2	3,30	5,28	10%	Erholung
1	3,50	5,60	17,5%	Übergang
1	3,70	5,92	25%	Hoch 4
2	3,30	5,28	10%	Erholung
1	3,50	5,60	17,5%	Übergang
1	3,70	5,92	25%	Hoch 5
1	3,30	5,28	5%	Abwärmen
1	"	"	0%	"
1	2,80	4,48	0%	"

Insgesamt 40 Minuten auf dem Laufband, danach Abwärmen (wie Aufwärmen)

1. Zyklus, 10. Woche, 3. Tag Spaziergang

1. Zyklus, 10. Woche, 4. Tag Bodybuilding A

8 Wiederholungen, Belastung 90%

Kurzes Aufwärmen (ohne Gewichte): Armbeugen und
-strecken, Schulterheben, Armschwingen vor-/rückwärts,
Knieheben, Rumpfbeugen, Kniebeuge ohne Gewicht

Je Übung 1-3 Aufwärmsätze und 1 Arbeitssatz

Übung	Gew. 100%	Gew. 90%	Geschafft
Kniebeugen (LH)			
Beincurl			
Wadenheben			
Latziehen zum Nacken			
Bankdrücken (LH)			
Nackendrücken (2KH)			
Trizepsdrücken (Kabel)			
Curl (LH)			
Situps			
Seitbeugen (1KH)			

Kurzes Abwärmen (wie Aufwärmen, s.o.)

---

1. Zyklus, 10. Woche, 5. Tag

Fahrradergometer (Schwinn AIR-DYNE) - leicht

Gleiches Aufwärmen wie beim Bodybuilding

Zeit	Belastung		
Minuten	**vor 1989**	**nach 1989**	**Arbeit**
1	2,00	3,60	Aufwärmen
2	3,00	4,80	"
2	4,00	6,40	"
2	5,00	8,00	Hoch 1
4	3,00	4,80	Erholung
1	5,50	8,80	Hoch 2
1	4,50	7,20	"
4	3,00	4,80	Erholung
1	6,00	9,60	Hoch 3
2	3,00	4,80	Erholung
1	6,00	9,60	Hoch 4
4	4 bis 2	6,4 bis 3,2	Abwärmen

Insgesamt 25 Minuten auf dem Air-Dyne, danach Abwärmen (wie Aufwärmen)

---

1. Zyklus, 10. Woche, 6. Tag Spaziergang

---

1. Zyklus, 10. Woche, 7. Tag Erholung

1. Zyklus, 11. Woche, 1. Tag Bodybuilding A

8 Wiederholungen, Belastung 105%

Kurzes Aufwärmen (ohne Gewichte): Armbeugen und
-strecken, Schulterheben, Armschwingen vor-/rückwärts,
Knieheben, Rumpfbeugen, Kniebeuge ohne Gewicht

Je Übung 1-3 Aufwärmsätze und 1 Arbeitssatz

Übung	Gew. 100%	Gew. 105%	Geschafft
Kniebeugen (LH)			
Beincurl			
Wadenheben			
Latziehen zum Nacken			
Bankdrücken (LH)			
Nackendrücken (2KH)			
Trizepsdrücken (Kabel)			
Curl (LH)			
Situps			
Seitbeugen (1KH)			
Kurzes Abwärmen (wie Aufwärmen, s.o.)			

1. Zyklus, 11. Woche, 2. Tag Laufband - schwer

Gleiches Aufwärmen wie beim Bodybuilding

Zeit	Geschwindigkeit			
Minuten	Meilen/h	Kilometer/h	Steigung	Arbeit
1	3,30	5,28	0%	Aufwärmen
1	"	"	3%	"
1	"	"	5%	"
1	"	"	7%	"
1	"	"	9%	"
1	"	"	11%	"
1	"	"	13%	"
1	"	"	15%	"
1	"	"	17%	"
1	"	"	19%	"
1	"	"	21%	"
1	"	"	23%	"
1	3,50	5,60	25%	Hoch 1
1	3,70	5,92	25%	"
4	3,30	5,28	10%	Erholung
1	"	"	15%	Übergang
1	3,50	5,60	20%	"
1	3,70	5,92	25%	Hoch 2
1	3,90	6,24	23%	"
4	3,30	5,28	10%	Erholung
1	3,50	5,60	15%	Übergang
1	3,70	5,92	20%	"
1	3,90	6,24	25%	Hoch 3
2	3,30	5,28	10%	Erholung
1	3,60	5,76	17,5%	Übergang
1	3,90	6,24	25%	Hoch 4
2	3,30	5,28	10%	Erholung
1	3,60	5,76	17,5%	Übergang
1	3,90	6,24	25%	Hoch 5
1	3,30	5,28	5%	Abwärmen
1	"	"	0%	"
1	2,80	4,48	0%	"
Insgesamt 40 Minuten auf dem Laufband, danach Abwärmen (wie Aufwärmen)				

1. Zyklus, 11. Woche, 3. Tag Spaziergang

1. Zyklus, 11. Woche, 4. Tag Bodybuilding B

8 Wiederholungen, Belastung 95%

Kurzes Aufwärmen (ohne Gewichte): Armbeugen und
-strecken, Schulterheben, Armschwingen vor-/rückwärts,
Knieheben, Rumpfbeugen, Kniebeuge ohne Gewicht

Je Übung 1-3 Aufwärmsätze und 1 Arbeitssatz

Übung	Gew. 100%	Gew. 95%	Geschafft
Kreuzheben (LH)			
Beinstrecken			
Wadenheben, stehend			
Rudern, vorgebeugt (2KH)			
Dips			
Nackendrücken (LH)			
Bankdrücken, eng (LH)			
Scott-Curls (LH)			
Beinheben			
Situps mit Drehung			

Kurzes Abwärmen (wie Aufwärmen, s.o.)

---

1. Zyklus, 11. Woche, 5. Tag

Fahrradergometer (Schwinn AIR-DYNE) - moderat

Gleiches Aufwärmen wie beim Bodybuilding

Zeit	Belastung		
Minuten	vor 1989	nach 1989	Arbeit
1	2,00	3,60	Aufwärmen
2	3,50	5,60	"
2	4,50	7,20	"
2	5,50	8,80	Hoch 1
4	3,30	5,28	Erholung
1	6,00	9,60	Hoch 2
1	5,00	8,00	"
4	3,00	4,80	Erholung
1	6,50	10,40	Hoch 3
2	3,00	4,80	Erholung
1	6,50	10,40	Hoch 4
4	3 bis 2	4,8 bis 3,2	Abwärmen

Insgesamt 25 Minuten auf dem Air-Dyne, danach Abwärmen (wie Aufwärmen)

---

1. Zyklus, 11. Woche, 6. Tag Spaziergang

1. Zyklus, 11. Woche, 7. Tag Erholung

1. Zyklus, 12. Woche, 1. Tag Bodybuilding B

8 Wiederholungen, Belastung 105%

Kurzes Aufwärmen (ohne Gewichte): Armbeugen und
-strecken, Schulterheben, Armschwingen vor-/rückwärts,
Knieheben, Rumpfbeugen, Kniebeuge ohne Gewicht

Je Übung 1-3 Aufwärmsätze und 1 Arbeitssatz

Übung	Gew. 100%	Gew. 105%	Geschafft
Kreuzheben (LH)			
Beinstrecken			
Wadenheben, stehend			
Rudern, vorgebeugt (2KH)			
Dips			
Nackendrücken (LH)			
Bankdrücken, eng (LH)			
Scott-Curls (LH)			
Beinheben			
Situps mit Drehung			

Kurzes Abwärmen (wie Aufwärmen, s.o.)

1. Zyklus, 12. Woche, 2. Tag Laufband - sehr schwer

Gleiches Aufwärmen wie beim Bodybuilding

Zeit	Geschwindigkeit			
Minuten	Meilen/h	Kilometer/h	Steigung	Arbeit
1	3,30	5,28	0%	Aufwärmen
1	"	"	3%	"
1	"	"	5%	"
1	"	"	7%	"
1	"	"	9%	"
1	"	"	11%	"
1	"	"	13%	"
1	"	"	15%	"
1	"	"	17%	"
1	"	"	19%	"
1	3,50	5,60	21%	"
1	"	"	23%	"
1	3,70	5,92	25%	Hoch 1
1	3,90	6,24	25%	"
4	3,30	5,28	10%	Erholung
1	3,50	5,60	15%	Übergang
1	3,70	5,92	20%	"
1	3,90	6,24	25%	Hoch 2
1	4,10	6,56	23%	"
4	3,30	5,28	10%	Erholung
1	3,70	5,92	15%	Übergang
1	3,90	6,24	20%	"
1	4,10	6,56	25%	Hoch 3
2	3,30	5,28	10%	Erholung
1	3,70	5,92	17,5%	Übergang
1	4,10	6,56	25%	Hoch 4
2	3,30	5,28	10%	Erholung
1	3,70	5,92	17,5%	Übergang
1	4,10	6,56	25%	Hoch 5
1	3,30	5,28	5%	Abwärmen
1	"	"	0%	"
1	2,80	4,48	0%	"

Insgesamt 40 Minuten auf dem Laufband, danach Abwärmen (wie Aufwärmen)

1. Zyklus, 12. Woche, 3. Tag Spaziergang

1. Zyklus, 12. Woche, 4. Tag Bodybuilding A

8 Wiederholungen, Belastung 95%

Kurzes Aufwärmen (ohne Gewichte): Armbeugen und
-strecken, Schulterheben, Armschwingen vor-/rückwärts,
Knieheben, Rumpfbeugen, Kniebeuge ohne Gewicht

Je Übung 1-3 Aufwärmsätze und 1 Arbeitssatz

Übung	Gew. 100%	Gew. 95%	Geschafft
Kniebeugen (LH)			
Beincurl			
Wadenheben			
Latziehen zum Nacken			
Bankdrücken (LH)			
Nackendrücken (2KH)			
Trizepsdrücken (Kabel)			
Curl (LH)			
Situps			
Seitbeugen (1KH)			

Kurzes Abwärmen (wie Aufwärmen, s.o.)

---

1. Zyklus, 12. Woche, 5. Tag

Fahrradergometer (Schwinn AIR-DYNE) - moderat

Gleiches Aufwärmen wie beim Bodybuilding

Zeit	Belastung		
Minuten	vor 1989	nach 1989	Arbeit
1	2,00	3,60	Aufwärmen
2	3,50	5,60	"
2	4,50	7,20	"
2	5,50	8,80	Hoch 1
4	3,30	5,28	Erholung
1	6,00	9,60	Hoch 2
1	5,00	8,00	"
4	3,00	4,80	Erholung
1	6,50	10,40	Hoch 3
2	3,00	4,80	Erholung
1	6,50	10,40	Hoch 4
4	3 bis 2	4,8 bis 3,2	Abwärmen

Insgesamt 25 Minuten auf dem Air-Dyne, danach Abwärmen (wie Aufwärmen)

---

1. Zyklus, 12. Woche, 6. Tag Spaziergang

1. Zyklus, 12. Woche, 7. Tag Erholung

Trainingsplan 2. Zyklus: Split-Training Drücken/Ziehen

Bei diesem Trainingsplan wird noch häufiger verändert, als im 1. Zyklus. Die Phasen wechseln alle zwei Wochen, also sechsmal in den zwölf Wochen dieses Zyklus. Auch die Intensität fällt höher aus als vorher: Während im letzten Zyklus die Intensität beim Bodybuilding mit 90% begann und auf 80% beim zweiten Gewichtsstraining abfiel, so stellt diesmal 95% die untere Grenze der Intensität dar. Je länger Sie trainieren, desto schneller paßt sich Ihr Körper der Belastung an. Um weiter gute Fortschritte zu erzielen, muß das Training jetzt intensiver werden.

Ebenso wie im letzten Zyklus sind wieder Ausdauer- und Bodybuilding-Training gleich gewichtet. In der Ausdauerphase wird mit 20 Wiederholungen und kurzen Belastungsintervallen gearbeitet, in der Kraft-Ausdauer-Phase mit 12 Wiederholungen und mittleren Intervallen und in der Kraft-Phase mit 8 Wiederholungen und langen Intervallen.

Die Bezeichnung »Drücken/Ziehen« rührt vom Bodybuilding her. Das Muskeltraining wird jetzt in Drück- und Zugbewegungen aufgeteilt (»gesplittet«), die jeweils mit unterschiedlichen Übungen ausgeführt werden. Beim »Drücken« am ersten Tag werden Oberschenkel, Waden, Brust, Schultern und Trizeps trainiert, beim »Ziehen« am vierten Tag der untere Rücken, Beinbizeps, oberer Rücken, Bizeps und Taille. Beide Trainingseinheiten fallen ziemlich schwer aus. Es mag so scheinen, als wenn wir jetzt das Prinzip von leichten und schweren Tagen außer Acht ließen, doch es ist hier nur in anderer Form verwirklicht: Die Muskeln, die Zugbewegungen ausführen, erholen sich jeweils beim Training mit Drückbewegungen, und umgekehrt.

Während im letzten Zyklus jede Körperpartie zweimal pro Woche trainiert wurde, ist das jetzt nur noch einmal der Fall. Ich kann Sie beruhigen, das ist trotzdem mehr als genug. Das Training in beiden Bodybuilding-Einheiten überschneidet sich nämlich; so werden bei Kniebeugen als Drückbewegung und Kreuzheben als Zugbewegung jeweils die Oberschenkel, die Hüfte und der untere Rücken trainiert. Das bedeutet aber nicht, daß die Zugmuskeln beim Drücken nicht arbeiten, und umgekehrt. Beim Hinuntergehen in die Kniebeuge müssen die Beinbizepse und der untere Rücken Widerstand leisten, indem sie die Bewegung abbremsen. Ebenso verhält es sich, wenn Sie beim Kreuzheben das Gewicht herablassen: Die vorderen Oberschenkel und die Hüften bremsen die Bewegung. Das Gleiche gilt für die anderen Körperpartien. Deshalb kann man die Trainingseinheit mit Drückbewegungen gleichzeitig als leichte Belastung für die Zugmuskeln betrachten und das Training mit Zugbewegungen als leichte Belastung für die Drückmuskeln. Zudem werden in diesem Zyklus zwei oder drei Übungen pro Körperteil ausgeführt, statt nur eine, wie im 1. Zyklus und die Intensität liegt durchgehend höher. Deshalb wird jeder Körperteil härter trainiert, als zuvor.

Auch das Ausdauertraining in diesem Zyklus folgt der Drück-/Zug-

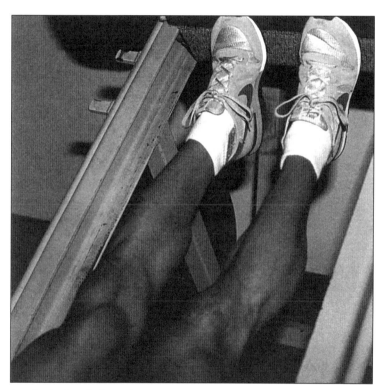

Wadenheben läßt sich statt im Stehen auch gut in der Beinpresse ausführen. Der untere Rücken wird dabei kaum belastet. Man erzielt eine gute Dehnung und die volle Kontraktion der Wadenmuskulatur. Wenn weder eine Wadenmaschine, noch eine Beinpresse zur Verfügung steht, kann man Wadenheben auch auf einem Bein mit einem Holzblock ausführen. Stellen Sie sich mit den Zehenspitzen auf den Block und nehmen Sie als Zusatzgewicht eine Kurzhantel in die Hand. Foto: Guy Appelman

philosophie: Das Air-Dyne erfordert eine Drück-/Zugbewegung mit den Armen und die Concept II Rudermaschine eine Zugbewegung mit den Armen und eine Drückbewegung mit den Beinen. Die Trainingseinheiten auf dem Air-Dyne sind »schwer« ausgelegt, während das Training auf der Rudermaschine leichter ausfällt. Alle Ausdauereinheiten sind jeweils mit Minuten und Belastungsstufe vorgegeben. Mit dem Air-Dyne wird in der Ausdauerphase »mittelschwer«, in der Kraftausdauer-Phase »schwer« und in der Kraftphase »sehr schwer« trainiert. Das Training auf der Concept II Rudermaschine fällt dagegen stets »leicht«, »moderat« oder »mittelschwer« aus.

Wie Sie meinen Ausführungen in Kapitel 2 entnehmen konnten, ist das Training auf der Concept II Rudermaschine eine meiner liebsten Ausdaueraktivitäten. Der Leistungsmonitor dieses Rudergeräts erlaubt nicht nur ein optimals Feedback beim Training, mit einer guten Leistung kann man auch in die Weltbestenliste für Concept II Ruderer gelangen. Die Herstellerfirma stellt jedes Jahr eine solche Liste aus den persönlichen Bestleistungen über 2.500 Meter auf der Concept II zusammen, die von Sportlern auf der ganzen Welt eingereicht werden.

Außerdem stellt Rudern ein ideales Kraftausdauer-Training dar. Es verlangt viel Kraft, besonders in den Beinen, und eine gute Ausdauerkapazität. Die Bewegung beginnt mit dem Einsatz von Hüften und Beinen, den stärksten Muskeln des Körpers, dann kommt der untere Rücken als zweitstärkste Muskelgruppe hinzu und zuletzt folgen Latissimus, Trapez und die Arme. Das Ganze ist eine lange, fließende, aber kraftvolle Bewegung, bei der die Knie- und Fußgelenke (anders als z.B. beim Joggen) kaum strapaziert werden.

Ähnlich wie beim Training mit dem Air-Dyne, wird auch beim Concept II die Intensität durch die eigene Anstrengung gesteuert. Je härter und schneller man rudert, desto mehr Widerstand wird durch die Luftschaufeln des Schwungrades erzeugt. Der Leistungsmonitor stellt die eingesetzte Kraft als »Pace« (engl. für »Tempo, Geschwindigkeit«) dar. In den Trainingsplänen für die Concept II Rudermaschine habe ich statt dessen das Wort »Belastung« gewählt. In dieser Spalte finden Sie die Zeit für eine Strecke über 500 Meter. Die Zeit über 500 Meter gilt im Rudersport als anerkanntes Maß für die Leistung eines Athleten. Der Leistungsmonitor des Concept II zeigt Ihnen die ganze Zeit über an, wie »schnell« Sie sind. Wenn also in der Spalte »Belastung« des Traininsplans ein Wert von »2:30« eingetragen ist, so sollte jeder Zug auf der Maschine diesen Wert auf dem Leistungsmonitor ergeben. In der Realität würden Sie damit 500 Meter auf dem Wasser in 2 Minuten 30 Sekunden zurücklegen.

Wenn der Trainingsplan 5 Minuten bei einer Belastung von 2:30 verlangt, dann sollte der Leistungsmonitor auch fünf Minuten lang einen Wert von 2:30 anzeigen. Wenn Sie sich stärker anstrengen, wird der angezeigte Wert sinken: 2:10 würde z.B. bedeuten, daß Sie mit dieser Schlagstärke die 500 Meter auf dem Wasser in 2 Minuten 10 Sekunden bewältigen würden. Im Gegensatz zum Laufband oder dem Air-Dyne wird die Belastung hier also anders gemessen: Ein kleinerer Wert in der Spalte »Belastung« bedeutet eine höhere Ruder-Geschwindigkeit, dem entsprechend auch eine höhere Anstrengung. Es ist aber nicht so kompliziert, wie es vielleicht klingen mag. Sie werden sich mit der Concept II Rudermaschine schnell anfreunden. Die Trainingstage pro Woche fallen folgendermaßen aus:

1. Tag: Bodybuilding (Drücken)
2. Tag: Ausdauertraining (Air-Dyne)
3. Tag: Spaziergang
4. Tag: Bodybuilding (Ziehen)
5. Tag: Ausdauertraining (Rudermaschine)
6. Tag: Spaziergang
7. Tag: Erholung

Auf den nächsten Seiten folgt der Trainingsplan für den 2. Zyklus.

2. Zyklus, 1. Woche, 1. Tag **Bodybuilding (Drücken)**

20 Wiederholungen, Belastung 95%

Kurzes Aufwärmen (ohne Gewichte): Armbeugen und
-strecken, Schulterheben, Armschwingen vor-/rückwärts,
Knieheben, Rumpfbeugen, Kniebeuge ohne Gewicht

Je Übung 1-3 Aufwärmsätze und 1 Arbeitssatz

Übung	Gew. 100%	Gew. 95%	Geschafft
Kniebeugen (LH)			
Beinstrecken			
Wadenheben, stehend			
Wadenheben, sitzend			
Bankdrücken (LH)			
Schrägbankdrücken (2KH)			
Fliegende Bew. (Kabel)			
Drücken über Kopf (LH)			
Seitheben (2KH)			
Trizepsdrücken (KH)			
Hyperextensionen			
Kurzes Abwärmen (wie Aufwärmen, s.o.)			

2. Zyklus, 1. Woche, 2. Tag

Fahrradergometer (Schwinn AIR-DYNE) - mittelschwer

Gleiches Aufwärmen wie beim Bodybuilding

Zeit	Belastung		
Minuten	**vor 1989**	**nach 1989**	**Arbeit**
5	2 bis 4	3,2 bis 6,4	Aufwärmen
10	4,50	7,20	Hoch 1
5	3,50	5,60	Erholung
2	4,50	7,20	Hoch 2
2	5,00	8,00	"
2	4,00	6,40	"
2	4,75	7,60	"
2	4,25	6,80	"
5	3 bis 1	4,8 bis 1,6	Abwärmen
Insgesamt 35 Minuten auf dem Air-Dyne, danach Abwärmen (wie Aufwärmen)			

2. Zyklus, 1. Woche, 3. Tag **Spaziergang**

2. Zyklus, 1. Woche, 4. Tag Bodybuilding (Ziehen)

20 Wiederholungen, Belastung 95%

Kurzes Aufwärmen (ohne Gewichte): Armbeugen und
-strecken, Schulterheben, Armschwingen vor-/rückwärts,
Knieheben, Rumpfbeugen, Kniebeuge ohne Gewicht

Je Übung 1-3 Aufwärmsätze und 1 Arbeitssatz

Übung	Gew. 100%	Gew. 95%	Geschafft
Kreuzheben (LH)			
Beincurl			
Latziehen zur Brust			
Rudern, vorgebeugt (LH)			
Latziehen zum Nacken			
Schulterheben (2KH)			
Curls (LH)			
Situps			
Beinheben			
Seitbeugen (KH)			

Kurzes Abwärmen (wie Aufwärmen, s.o.)

---

2. Zyklus, 1. Woche, 5. Tag

Rudermaschine (CONCEPT II) - leicht

Gleiches Aufwärmen wie beim Bodybuilding

Zeit Minuten	Belastung Concept II	Arbeit
5	2:30	Aufwärmen
10	2:10	Hoch 1
5	2:30	Erholung
2	2:15	Hoch 2
2	2:20	"
2	2:10	"
2	2:17	"
2	2:13	"
5	2:30	Abwärmen

Insgesamt 35 Minuten rudern, danach Abwärmen (wie Aufwärmen)

---

2. Zyklus, 1. Woche, 6. Tag Spaziergang

2. Zyklus, 1. Woche, 7. Tag Erholung

156

CLARENCE BASS: ULTRASCHLANK – WENIGER ALS 5% KÖRPERFETT
ERREICHEN UND HALTEN **novagenics verlag, arnsberg**

2. Zyklus, 2. Woche, 1. Tag **Bodybuilding (Drücken)**
20 Wiederholungen, Belastung 100%
Kurzes Aufwärmen (ohne Gewichte): Armbeugen und
-strecken, Schulterheben, Armschwingen vor-/rückwärts,
Knieheben, Rumpfbeugen, Kniebeuge ohne Gewicht

Je Übung 1-3 Aufwärmsätze und 1 Arbeitssatz

Übung	Gew. 100%	Geschafft
Kniebeugen (LH)		
Beinstrecken		
Wadenheben, stehend		
Wadenheben, sitzend		
Bankdrücken (LH)		
Schrägbankdrücken (2KH)		
Fliegende Bew. (Kabel)		
Drücken über Kopf (LH)		
Seitheben (2KH)		
Trizepsdrücken (KH)		
Hyperextensionen		
Kurzes Abwärmen (wie Aufwärmen, s.o.)		

2. Zyklus, 2. Woche, 2. Tag

Fahrradergometer (Schwinn AIR-DYNE) - schwer
Gleiches Aufwärmen wie beim Bodybuilding

Zeit Minuten	Belastung vor 1989	nach 1989	Arbeit
5	2 bis 4,5	3,2 bis 7,2	Aufwärmen
10	5,00	8,00	Hoch 1
5	3,50	5,60	Erholung
2	5,00	8,00	Hoch 2
2	5,50	8,80	"
2	4,50	7,20	"
2	5,25	8,40	"
2	4,75	7,60	"
5	3 bis 1	4,8 bis 1,6	Abwärmen
Insgesamt 35 Minuten auf dem Air-Dyne, danach Abwärmen (wie Aufwärmen)			

2. Zyklus, 2. Woche, 3. Tag **Spaziergang**

2. Zyklus, 2. Woche, 4. Tag Bodybuilding (Ziehen)

20 Wiederholungen, Belastung 100%

Kurzes Aufwärmen (ohne Gewichte): Armbeugen und
-strecken, Schulterheben, Armschwingen vor-/rückwärts,
Knieheben, Rumpfbeugen, Kniebeuge ohne Gewicht

Je Übung 1-3 Aufwärmsätze und 1 Arbeitssatz

Übung	Gew. 100%	Geschafft
Kreuzheben (LH)		
Beincurl		
Latziehen zur Brust		
Rudern, vorgebeugt (LH)		
Latziehen zum Nacken		
Schulterheben (2KH)		
Curls (LH)		
Situps		
Beinheben		
Seitbeugen (KH)		

Kurzes Abwärmen (wie Aufwärmen, s.o.)

---

2. Zyklus, 2. Woche, 5. Tag

Rudermaschine (CONCEPT II) - moderat

Gleiches Aufwärmen wie beim Bodybuilding

Zeit Minuten	Belastung Concept II	Arbeit
5	2:30	Aufwärmen
10	2:05	Hoch 1
5	2:30	Erholung
2	2:10	Hoch 2
2	2:15	"
2	2:05	"
2	2:12	"
2	2:08	"
5	2:30	Abwärmen

Insgesamt 35 Minuten rudern, danach Abwärmen (wie Aufwärmen)

---

2. Zyklus, 2. Woche, 6. Tag Spaziergang

---

2. Zyklus, 2. Woche, 7. Tag Erholung

2. Zyklus, 3. Woche, 1. Tag Bodybuilding (Drücken)

12 Wiederholungen, Belastung 95%

Kurzes Aufwärmen (ohne Gewichte): Armbeugen und
-strecken, Schulterheben, Armschwingen vor-/rückwärts,
Knieheben, Rumpfbeugen, Kniebeuge ohne Gewicht

Je Übung 1-3 Aufwärmsätze und 1 Arbeitssatz

Übung	Gew. 100%	Gew. 95%	Geschafft
Kniebeugen (LH)			
Beinstrecken			
Wadenheben, stehend			
Wadenheben, sitzend			
Bankdrücken (LH)			
Schrägbankdrücken (2KH)			
Fliegende Bew. (Kabel)			
Drücken über Kopf (LH)			
Seitheben (2KH)			
Trizepsdrücken (KH)			
Hyperextensionen			
Kurzes Abwärmen (wie Aufwärmen, s.o.)			

---

2. Zyklus, 3. Woche, 2. Tag

Fahrradergometer (Schwinn AIR-DYNE) - mittelschwer

Gleiches Aufwärmen wie beim Bodybuilding

Zeit Minuten	Belastung vor 1989	nach 1989	Arbeit
5	2 bis 4,5	3,2 bis 7,2	Aufwärmen
5	5,50	8,80	Hoch 1
5	3,50	5,60	Erholung
1	5,50	8,80	Hoch 2
1	6,00	9,60	"
1	5,00	8,00	"
1	5,75	9,20	"
1	5,25	8,40	"
5	3,50	5,60	Erholung
5	5,00	8,00	Hoch 3
5	3 bis 1	4,8 bis 1,6	Abwärmen

Insgesamt 35 Minuten auf dem Air-Dyne, danach Abwärmen (wie Aufwärmen)

---

2. Zyklus, 3. Woche, 3. Tag Spaziergang

2. Zyklus, 3. Woche, 4. Tag **Bodybuilding (Ziehen)**

12 Wiederholungen, Belastung 95%

Kurzes Aufwärmen (ohne Gewichte): Armbeugen und
-strecken, Schulterheben, Armschwingen vor-/rückwärts,
Knieheben, Rumpfbeugen, Kniebeuge ohne Gewicht

Je Übung 1-3 Aufwärmsätze und 1 Arbeitssatz

Übung	Gew. 100%	Geschafft
Kreuzheben (LH)		
Beincurl		
Latziehen zur Brust		
Rudern, vorgebeugt (LH)		
Latziehen zum Nacken		
Schulterheben (2KH)		
Curls (LH)		
Situps		
Beinheben		
Seitbeugen (KH)		

Kurzes Abwärmen (wie Aufwärmen, s.o.)

---

2. Zyklus, 3. Woche, 5. Tag

Rudermaschine (CONCEPT II) - leicht

Gleiches Aufwärmen wie beim Bodybuilding

Zeit	Belastung	
Minuten	**Concept II**	**Arbeit**
5	2:30	Aufwärmen
5	2:05	Hoch 1
5	2:30	Erholung
1	2:05	Hoch 2
1	2:01	"
1	2:09	"
1	2:03	"
1	2:07	"
5	2:30	Abwärmen

Insgesamt 25 Minuten rudern, danach Abwärmen (wie Aufwärmen)

---

2. Zyklus, 3. Woche, 6. Tag **Spaziergang**

---

2. Zyklus, 3. Woche, 7. Tag **Erholung**

2. Zyklus, 4. Woche, 1. Tag **Bodybuilding (Drücken)**

12 Wiederholungen, Belastung 100%

Kurzes Aufwärmen (ohne Gewichte): Armbeugen und
-strecken, Schulterheben, Armschwingen vor-/rückwärts,
Knieheben, Rumpfbeugen, Kniebeuge ohne Gewicht

Je Übung 1-3 Aufwärmsätze und 1 Arbeitssatz

Übung	Gew. 100%	Geschafft
Kniebeugen (LH)		
Beinstrecken		
Wadenheben, stehend		
Wadenheben, sitzend		
Bankdrücken (LH)		
Schrägbankdrücken (2KH)		
Fliegende Bew. (Kabel)		
Drücken über Kopf (LH)		
Seitheben (2KH)		
Trizepsdrücken (KH)		
Hyperextensionen		

Kurzes Abwärmen (wie Aufwärmen, s.o.)

2. Zyklus, 4. Woche, 2. Tag

Fahrradergometer (Schwinn AIR-DYNE) - schwer

Gleiches Aufwärmen wie beim Bodybuilding

Zeit Minuten	Belastung vor 1989	nach 1989	Arbeit
5	2 bis 5	3,2 bis 8	Aufwärmen
5	6,00	9,60	Hoch 1
5	3,50	5,60	Erholung
1	6,00	9,60	Hoch 2
1	6,50	10,40	"
1	5,50	8,80	"
1	6,25	10,00	"
1	5,75	9,20	"
5	3,50	5,60	Erholung
5	5,50	8,80	Hoch 3
5	3 bis 1	4,8 bis 1,6	Abwärmen

Insgesamt 35 Minuten auf dem Air-Dyne, danach Abwärmen (wie Aufwärmen)

2. Zyklus, 4. Woche, 3. Tag **Spaziergang**

2. Zyklus, 4. Woche, 4. Tag Bodybuilding (Ziehen)

12 Wiederholungen, Belastung 100%

Kurzes Aufwärmen (ohne Gewichte): Armbeugen und
-strecken, Schulterheben, Armschwingen vor-/rückwärts,
Knieheben, Rumpfbeugen, Kniebeuge ohne Gewicht

Je Übung 1-3 Aufwärmsätze und 1 Arbeitssatz

Übung	Gew. 100%	Geschafft
Kreuzheben (LH)		
Beincurl		
Latziehen zur Brust		
Rudern, vorgebeugt (LH)		
Latziehen zum Nacken		
Schulterheben (2KH)		
Curls (LH)		
Situps		
Beinheben		
Seitbeugen (KH)		

Kurzes Abwärmen (wie Aufwärmen, s.o.)

---

2. Zyklus, 4. Woche, 5. Tag

Rudermaschine (CONCEPT II) - moderat

Gleiches Aufwärmen wie beim Bodybuilding

Zeit Minuten	Belastung Concept II	Arbeit
5	2:30	Aufwärmen
5	2:01	Hoch 1
5	2:30	Erholung
1	2:01	Hoch 2
1	1:57	"
1	2:05	"
1	1:59	"
1	2:03	"
5	2:30	Abwärmen

Insgesamt 25 Minuten rudern, danach Abwärmen (wie Aufwärmen)

---

2. Zyklus, 4. Woche, 6. Tag Spaziergang

2. Zyklus, 4. Woche, 7. Tag Erholung

2. Zyklus, 5. Woche, 1. Tag **Bodybuilding (Drücken)**

8 Wiederholungen, Belastung 95%

Kurzes Aufwärmen (ohne Gewichte): Armbeugen und
-strecken, Schulterheben, Armschwingen vor-/rückwärts,
Knieheben, Rumpfbeugen, Kniebeuge ohne Gewicht

Je Übung 1-3 Aufwärmsätze und 1 Arbeitssatz

Übung	Gew. 100%	Gew. 95%	Geschafft
Kniebeugen (LH)			
Beinstrecken			
Wadenheben, stehend			
Wadenheben, sitzend			
Bankdrücken (LH)			
Schrägbankdrücken (2KH)			
Fliegende Bew. (Kabel)			
Drücken über Kopf (LH)			
Seitheben (2KH)			
Trizepsdrücken (KH)			
Hyperextensionen			

Kurzes Abwärmen (wie Aufwärmen, s.o.)

2. Zyklus, 5. Woche, 2. Tag

Fahrradergometer (Schwinn AIR-DYNE) - mittelschwer

Gleiches Aufwärmen wie beim Bodybuilding

Zeit	Belastung		
Minuten	vor 1989	nach 1989	Arbeit
5	2 bis 5	3,2 bis 8	Aufwärmen
2	6,00	9,60	Hoch 1
4	3,50	5,60	Erholung
1	7,00	11,20	Hoch 2
2	3,50	5,60	Erholung
1	7,00	11,20	Hoch 3
2	3,50	5,60	Erholung
1	7,00	11,20	Hoch 4
2	3,50	5,60	Erholung
2	5,50	8,80	Hoch 5
4	3,50	5,60	Erholung
1	6,50	10,40	Hoch 6
5	3 bis 1	4,8 bis 1,6	Abwärmen

Insgesamt 32 Minuten auf dem Air-Dyne, danach Abwärmen (wie Aufwärmen)

2. Zyklus, 5. Woche, 3. Tag **Spaziergang**

2. Zyklus, 5. Woche, 4. Tag **Bodybuilding (Ziehen)**

8 Wiederholungen, Belastung 95%

Kurzes Aufwärmen (ohne Gewichte): Armbeugen und
-strecken, Schulterheben, Armschwingen vor-/rückwärts,
Knieheben, Rumpfbeugen, Kniebeuge ohne Gewicht

Je Übung 1-3 Aufwärmsätze und 1 Arbeitssatz

Übung	Gew. 100%	Gew. 95%	Geschafft
Kreuzheben (LH)			
Beincurl			
Latziehen zur Brust			
Rudern, vorgebeugt (LH)			
Latziehen zum Nacken			
Schulterheben (2KH)			
Curls (LH)			
Situps			
Beinheben			
Seitbeugen (KH)			
Kurzes Abwärmen (wie Aufwärmen, s.o.)			

2. Zyklus, 5. Woche, 5. Tag

Rudermaschine (CONCEPT II) - leicht

Gleiches Aufwärmen wie beim Bodybuilding

Zeit Minuten	Belastung Concept II	Arbeit
5	2:30	Aufwärmen
2	2:00	Hoch 1
4	2:30	Erholung
1	1:58	Hoch 2
1	2:02	Hoch 2
4	2:30	Erholung
1	1:57	Hoch 3
2	2:30	Erholung
1	1:57	Hoch 4
4	2:30	Abwärmen
Insgesamt 25 Minuten rudern, danach Abwärmen (wie Aufwärmen)		

2. Zyklus, 5. Woche, 6. Tag **Spaziergang**

2. Zyklus, 5. Woche, 7. Tag **Erholung**

2. Zyklus, 6. Woche, 1. Tag **Bodybuilding (Drücken)**

8 Wiederholungen, Belastung 100%

Kurzes Aufwärmen (ohne Gewichte): Armbeugen und
-strecken, Schulterheben, Armschwingen vor-/rückwärts,
Knieheben, Rumpfbeugen, Kniebeuge ohne Gewicht

Je Übung 1-3 Aufwärmsätze und 1 Arbeitssatz

Übung	Gew. 100%	Geschafft
Kniebeugen (LH)		
Beinstrecken		
Wadenheben, stehend		
Wadenheben, sitzend		
Bankdrücken (LH)		
Schrägbankdrücken (2KH)		
Fliegende Bew. (Kabel)		
Drücken über Kopf (LH)		
Seitheben (2KH)		
Trizepsdrücken (KH)		
Hyperextensionen		

Kurzes Abwärmen (wie Aufwärmen, s.o.)

---

2. Zyklus, 6. Woche, 2. Tag

Fahrradergometer (Schwinn AIR-DYNE) - schwer

Gleiches Aufwärmen wie beim Bodybuilding

Zeit Minuten	Belastung vor 1989	nach 1989	Arbeit
5	2 bis 5	3,2 bis 8	Aufwärmen
2	6,50	10,40	Hoch 1
4	3,50	5,60	Erholung
1	7,50	12,00	Hoch 2
2	3,50	5,60	Erholung
1	7,50	12,00	Hoch 3
2	3,50	5,60	Erholung
1	7,50	12,00	Hoch 4
2	3,50	5,60	Erholung
2	6,00	9,60	Hoch 5
4	3,50	5,60	Erholung
1	7,00	11,20	Hoch 6
5	3 bis 1	4,8 bis 1,6	Abwärmen

Insgesamt 32 Minuten auf dem Air-Dyne, danach Abwärmen (wie Aufwärmen)

---

2. Zyklus, 6. Woche, 3. Tag **Spaziergang**

2. Zyklus, 6. Woche, 4. Tag **Bodybuilding (Ziehen)**
8 Wiederholungen, Belastung 100%
Kurzes Aufwärmen (ohne Gewichte): Armbeugen und
-strecken, Schulterheben, Armschwingen vor-/rückwärts,
Knieheben, Rumpfbeugen, Kniebeuge ohne Gewicht

Je Übung 1-3 Aufwärmsätze und 1 Arbeitssatz

Übung	Gew. 100%	Geschafft
Kreuzheben (LH)		
Beincurl		
Latziehen zur Brust		
Rudern, vorgebeugt (LH)		
Latziehen zum Nacken		
Schulterheben (2KH)		
Curls (LH)		
Situps		
Beinheben		
Seitbeugen (KH)		

Kurzes Abwärmen (wie Aufwärmen, s.o.)

---

2. Zyklus, 6. Woche, 5. Tag

Rudermaschine (CONCEPT II) - moderat
Gleiches Aufwärmen wie beim Bodybuilding

| Zeit | Belastung | |
Minuten	Concept II	Arbeit
5	2:30	Aufwärmen
2	1:55	Hoch 1
4	2:30	Erholung
1	1:53	Hoch 2
1	1:57	Hoch 2
4	2:30	Erholung
1	1:53	Hoch 3
2	2:30	Erholung
1	1:53	Hoch 4
4	2:30	Abwärmen

Insgesamt 25 Minuten rudern, danach Abwärmen (wie Aufwärmen)

---

2. Zyklus, 6. Woche, 6. Tag **Spaziergang**

---

2. Zyklus, 6. Woche, 7. Tag **Erholung**

2. Zyklus, 7. Woche, 1. Tag Bodybuilding (Drücken)

20 Wiederholungen, Belastung 100%

Kurzes Aufwärmen (ohne Gewichte): Armbeugen und -strecken, Schulterheben, Armschwingen vor-/rückwärts, Knieheben, Rumpfbeugen, Kniebeuge ohne Gewicht

Je Übung 1-3 Aufwärmsätze und 1 Arbeitssatz

Übung	Gew. 100%	Geschafft
Kniebeugen (LH)		
Beinstrecken		
Wadenheben, stehend		
Wadenheben, sitzend		
Bankdrücken (LH)		
Schrägbankdrücken (2KH)		
Fliegende Bew. (Kabel)		
Drücken über Kopf (LH)		
Seitheben (2KH)		
Trizepsdrücken (KH)		
Hyperextensionen		
Kurzes Abwärmen (wie Aufwärmen, s.o.)		

---

2. Zyklus, 7. Woche, 2. Tag

Fahrradergometer (Schwinn AIR-DYNE) - schwer

Gleiches Aufwärmen wie beim Bodybuilding

Zeit Minuten	Belastung vor 1989	nach 1989	Arbeit
5	2 bis 4,5	3,2 bis 7,2	Aufwärmen
10	5,00	8,00	Hoch 1
5	3,50	5,60	Erholung
2	5,00	8,00	Hoch 2
2	5,50	8,80	"
2	4,50	7,20	"
2	5,25	8,40	"
2	4,75	7,60	"
5	3 bis 1	4,8 bis 1,6	Abwärmen

Insgesamt 35 Minuten auf dem Air-Dyne, danach Abwärmen (wie Aufwärmen)

---

2. Zyklus, 7. Woche, 3. Tag Spaziergang

2. Zyklus, 7. Woche, 4. Tag Bodybuilding (Ziehen)

20 Wiederholungen, Belastung 100%

Kurzes Aufwärmen (ohne Gewichte): Armbeugen und
-strecken, Schulterheben, Armschwingen vor-/rückwärts,
Knieheben, Rumpfbeugen, Kniebeuge ohne Gewicht

Je Übung 1-3 Aufwärmsätze und 1 Arbeitssatz

Übung	Gew. 100%	Geschafft
Kreuzheben (LH)		
Beincurl		
Latziehen zur Brust		
Rudern, vorgebeugt (LH)		
Latziehen zum Nacken		
Schulterheben (2KH)		
Curls (LH)		
Situps		
Beinheben		
Seitbeugen (KH)		

Kurzes Abwärmen (wie Aufwärmen, s.o.)

---

2. Zyklus, 7. Woche, 5. Tag

Rudermaschine (CONCEPT II) - moderat

Gleiches Aufwärmen wie beim Bodybuilding

Zeit **Minuten**	Belastung **Concept II**	**Arbeit**
5	2:30	Aufwärmen
10	2:05	Hoch 1
5	2:30	Erholung
2	2:10	Hoch 2
2	2:15	"
2	2:05	"
2	2:12	"
2	2:08	"
5	2:30	Abwärmen

Insgesamt 35 Minuten rudern, danach Abwärmen (wie Aufwärmen)

---

2. Zyklus, 7. Woche, 6. Tag Spaziergang

---

2. Zyklus, 7. Woche, 7. Tag Erholung

2. Zyklus, 8. Woche, 1. Tag **Bodybuilding (Drücken)**

20 Wiederholungen, Belastung 105%

Kurzes Aufwärmen (ohne Gewichte): Armbeugen und
-strecken, Schulterheben, Armschwingen vor-/rückwärts,
Knieheben, Rumpfbeugen, Kniebeuge ohne Gewicht

Je Übung 1-3 Aufwärmsätze und 1 Arbeitssatz

Übung	Gew. 100%	Gew. 105%	Geschafft
Kniebeugen (LH)			
Beinstrecken			
Wadenheben, stehend			
Wadenheben, sitzend			
Bankdrücken (LH)			
Schrägbankdrücken (2KH)			
Fliegende Bew. (Kabel)			
Drücken über Kopf (LH)			
Seitheben (2KH)			
Trizepsdrücken (KH)			
Hyperextensionen			
Kurzes Abwärmen (wie Aufwärmen, s.o.)			

2. Zyklus, 8. Woche, 2. Tag

Fahrradergometer (Schwinn AIR-DYNE) - sehr schwer

Gleiches Aufwärmen wie beim Bodybuilding

Zeit	Belastung		
Minuten	**vor 1989**	**nach 1989**	**Arbeit**
5	2 bis 5	3,2 bis 8	Aufwärmen
10	5,50	8,80	Hoch 1
5	3,50	5,60	Erholung
2	5,50	8,80	Hoch 2
2	6,00	9,60	"
2	5,00	8,00	"
2	5,75	9,20	"
2	5,25	8,40	"
5	3 bis 1	4,8 bis 1,6	Abwärmen

Insgesamt 35 Minuten auf dem Air-Dyne, danach Abwärmen (wie Aufwärmen)

2. Zyklus, 8. Woche, 3. Tag **Spaziergang**

2. Zyklus, 8. Woche, 4. Tag Bodybuilding (Ziehen)

20 Wiederholungen, Belastung 105%

Kurzes Aufwärmen (ohne Gewichte): Armbeugen und
-strecken, Schulterheben, Armschwingen vor-/rückwärts,
Knieheben, Rumpfbeugen, Kniebeuge ohne Gewicht

Je Übung 1-3 Aufwärmsätze und 1 Arbeitssatz

Übung	Gew. 100%	Gew. 105%	Geschafft
Kreuzheben (LH)			
Beincurl			
Latziehen zur Brust			
Rudern, vorgebeugt (LH)			
Latziehen zum Nacken			
Schulterheben (2KH)			
Curls (LH)			
Situps			
Beinheben			
Seitbeugen (KH)			

Kurzes Abwärmen (wie Aufwärmen, s.o.)

---

2. Zyklus, 8. Woche, 5. Tag

Rudermaschine (CONCEPT II) - mittelschwer

Gleiches Aufwärmen wie beim Bodybuilding

Zeit Minuten	Belastung Concept II	Arbeit
5	2:30	Aufwärmen
10	2:00	Hoch 1
5	2:30	Erholung
2	2:05	Hoch 2
2	2:10	"
2	2:00	"
2	2:07	"
2	2:03	"
5	2:30	Abwärmen

Insgesamt 35 Minuten rudern, danach Abwärmen (wie Aufwärmen)

---

2. Zyklus, 8. Woche, 6. Tag Spaziergang

---

2. Zyklus, 8. Woche, 7. Tag Erholung

2. Zyklus, 9. Woche, 1. Tag **Bodybuilding (Drücken)**

12 Wiederholungen, Belastung 100%

Kurzes Aufwärmen (ohne Gewichte): Armbeugen und
-strecken, Schulterheben, Armschwingen vor-/rückwärts,
Knieheben, Rumpfbeugen, Kniebeuge ohne Gewicht

Je Übung 1-3 Aufwärmsätze und 1 Arbeitssatz

Übung	Gew. 100%	Geschafft
Kniebeugen (LH)		
Beinstrecken		
Wadenheben, stehend		
Wadenheben, sitzend		
Bankdrücken (LH)		
Schrägbankdrücken (2KH)		
Fliegende Bew. (Kabel)		
Drücken über Kopf (LH)		
Seitheben (2KH)		
Trizepsdrücken (KH)		
Hyperextensionen		

Kurzes Abwärmen (wie Aufwärmen, s.o.)

---

2. Zyklus, 9. Woche, 2. Tag

Fahrradergometer (Schwinn AIR-DYNE) - schwer

Gleiches Aufwärmen wie beim Bodybuilding

Zeit Minuten	Belastung vor 1989	nach 1989	Arbeit
5	2 bis 5	3,2 bis 8	Aufwärmen
5	6,00	9,60	Hoch 1
5	3,50	5,60	Erholung
1	6,00	9,60	Hoch 2
1	6,50	10,40	"
1	5,50	8,80	"
1	6,25	10,00	"
1	5,75	9,20	"
5	3,50	5,60	Erholung
5	5,50	8,80	Hoch 3
5	3 bis 1	4,8 bis 1,6	Abwärmen

Insgesamt 35 Minuten auf dem Air-Dyne, danach Abwärmen (wie Aufwärmen)

---

2. Zyklus, 9. Woche, 3. Tag **Spaziergang**

2. Zyklus, 9. Woche, 4. Tag Bodybuilding (Ziehen)

12 Wiederholungen, Belastung 100%

Kurzes Aufwärmen (ohne Gewichte): Armbeugen und -strecken, Schulterheben, Armschwingen vor-/rückwärts, Knieheben, Rumpfbeugen, Kniebeuge ohne Gewicht

Je Übung 1-3 Aufwärmsätze und 1 Arbeitssatz

Übung	Gew. 100%	Geschafft
Kreuzheben (LH)		
Beincurl		
Latziehen zur Brust		
Rudern, vorgebeugt (LH)		
Latziehen zum Nacken		
Schulterheben (2KH)		
Curls (LH)		
Situps		
Beinheben		
Seitbeugen (KH)		

Kurzes Abwärmen (wie Aufwärmen, s.o.)

2. Zyklus, 9. Woche, 5. Tag

Rudermaschine (CONCEPT II) - moderat

Gleiches Aufwärmen wie beim Bodybuilding

Zeit Minuten	Belastung Concept II	Arbeit
5	2:30	Aufwärmen
5	2:01	Hoch 1
5	2:30	Erholung
1	2:01	Hoch 2
1	1:57	"
1	2:05	"
1	1:59	"
1	2:03	"
5	2:30	Abwärmen

Insgesamt 25 Minuten rudern, danach Abwärmen (wie Aufwärmen)

2. Zyklus, 9. Woche, 6. Tag Spaziergang

2. Zyklus, 9. Woche, 7. Tag Erholung

2. Zyklus, 10. Woche, 1. Tag **Bodybuilding (Drücken)**

12 Wiederholungen, Belastung 105%

Kurzes Aufwärmen (ohne Gewichte): Armbeugen und
-strecken, Schulterheben, Armschwingen vor-/rückwärts,
Knieheben, Rumpfbeugen, Kniebeuge ohne Gewicht

Je Übung 1-3 Aufwärmsätze und 1 Arbeitssatz

Übung	Gew. 100%	Gew. 105%	Geschafft
Kniebeugen (LH)			
Beinstrecken			
Wadenheben, stehend			
Wadenheben, sitzend			
Bankdrücken (LH)			
Schrägbankdrücken (2KH)			
Fliegende Bew. (Kabel)			
Drücken über Kopf (LH)			
Seitheben (2KH)			
Trizepsdrücken (KH)			
Hyperextensionen			

Kurzes Abwärmen (wie Aufwärmen, s.o.)

2. Zyklus, 10. Woche, 2. Tag

Fahrradergometer (Schwinn AIR-DYNE) - sehr schwer

Gleiches Aufwärmen wie beim Bodybuilding

Zeit	Belastung		
Minuten	**vor 1989**	**nach 1989**	**Arbeit**
5	2 bis 5,5	3,2 bis 8,8	Aufwärmen
5	6,50	10,40	Hoch 1
5	3,50	5,60	Erholung
1	6,50	10,40	Hoch 2
1	7,00	11,20	"
1	6,00	9,60	"
1	6,75	10,80	"
1	6,25	10,00	"
5	3,50	5,60	Erholung
5	6,00	9,60	Hoch 3
5	3 bis 1	4,8 bis 1,6	Abwärmen

Insgesamt 35 Minuten auf dem Air-Dyne, danach Abwärmen (wie Aufwärmen)

2. Zyklus, 10. Woche, 3. Tag **Spaziergang**

2. Zyklus, 10. Woche, 4. Tag Bodybuilding (Ziehen)

12 Wiederholungen, Belastung 105%

Kurzes Aufwärmen (ohne Gewichte): Armbeugen und
-strecken, Schulterheben, Armschwingen vor-/rückwärts,
Knieheben, Rumpfbeugen, Kniebeuge ohne Gewicht

Je Übung 1-3 Aufwärmsätze und 1 Arbeitssatz

Übung	Gew. 100%	Gew. 105%	Geschafft
Kreuzheben (LH)			
Beincurl			
Latziehen zur Brust			
Rudern, vorgebeugt (LH)			
Latziehen zum Nacken			
Schulterheben (2KH)			
Curls (LH)			
Situps			
Beinheben			
Seitbeugen (KH)			

Kurzes Abwärmen (wie Aufwärmen, s.o.)

---

2. Zyklus, 10. Woche, 5. Tag

Rudermaschine (CONCEPT II) - mittelschwer

Gleiches Aufwarmen wie beim Bodybuilding

Zeit Minuten	Belastung Concept II	Arbeit
5	2:30	Aufwärmen
5	1:58	Hoch 1
5	2:30	Erholung
1	1:58	Hoch 2
1	1:54	"
1	2:02	"
1	1:56	"
1	2:00	"
5	2:30	Abwärmen

Insgesamt 25 Minuten rudern, danach Abwärmen (wie Aufwärmen)

---

2. Zyklus, 10. Woche, 6. Tag Spaziergang

2. Zyklus, 10. Woche, 7. Tag Erholung

2. Zyklus, 11. Woche, 1. Tag **Bodybuilding (Drücken)**

8 Wiederholungen, Belastung 100%

Kurzes Aufwärmen (ohne Gewichte): Armbeugen und
-strecken, Schulterheben, Armschwingen vor-/rückwärts,
Knieheben, Rumpfbeugen, Kniebeuge ohne Gewicht

Je Übung 1-3 Aufwärmsätze und 1 Arbeitssatz

Übung	Gew. 100%	Geschafft
Kniebeugen (LH)		
Beinstrecken		
Wadenheben, stehend		
Wadenheben, sitzend		
Bankdrücken (LH)		
Schrägbankdrücken (2KH)		
Fliegende Bew. (Kabel)		
Drücken über Kopf (LH)		
Seitheben (2KH)		
Trizepsdrücken (KH)		
Hyperextensionen		

Kurzes Abwärmen (wie Aufwärmen, s.o.)

---

2. Zyklus, 11. Woche, 2. Tag

Fahrradergometer (Schwinn AIR-DYNE) - schwer

Gleiches Aufwärmen wie beim Bodybuilding

Zeit	Belastung		
Minuten	**vor 1989**	**nach 1989**	**Arbeit**
5	2 bis 5	3,2 bis 8	Aufwärmen
2	6,50	10,40	Hoch 1
4	3,50	5,60	Erholung
1	7,50	12,00	Hoch 2
2	3,50	5,60	Erholung
1	7,50	12,00	Hoch 3
2	3,50	5,60	Erholung
1	7,50	12,00	Hoch 4
2	3,50	5,60	Erholung
2	6,00	9,60	Hoch 5
4	3,50	5,60	Erholung
1	7,00	11,20	Hoch 6
5	3 bis 1	4,8 bis 1,6	Abwärmen

Insgesamt 32 Minuten auf dem Air-Dyne, danach Abwärmen (wie Aufwärmen)

---

2. Zyklus, 11. Woche, 3. Tag **Spaziergang**

2. Zyklus, 11. Woche, 4. Tag Bodybuilding (Ziehen)

8 Wiederholungen, Belastung 100%

Kurzes Aufwärmen (ohne Gewichte): Armbeugen und
-strecken, Schulterheben, Armschwingen vor-/rückwärts,
Knieheben, Rumpfbeugen, Kniebeuge ohne Gewicht

Je Übung 1-3 Aufwärmsätze und 1 Arbeitssatz

Übung	Gew. 100%	Geschafft
Kreuzheben (LH)		
Beincurl		
Latziehen zur Brust		
Rudern, vorgebeugt (LH)		
Latziehen zum Nacken		
Schulterheben (2KH)		
Curls (LH)		
Situps		
Beinheben		
Seitbeugen (KH)		

Kurzes Abwärmen (wie Aufwärmen, s.o.)

---

2. Zyklus, 11. Woche, 5. Tag

Rudermaschine (CONCEPT II) - moderat

Gleiches Aufwärmen wie beim Bodybuilding

Zeit Minuten	Belastung Concept II	Arbeit
5	2:30	Aufwärmen
2	1:55	Hoch 1
4	2:30	Erholung
1	1:53	Hoch 2
1	1:57	Hoch 2
4	2:30	Erholung
1	1:53	Hoch 3
2	2:30	Erholung
1	1:53	Hoch 4
4	2:30	Abwärmen

Insgesamt 25 Minuten rudern, danach Abwärmen (wie Aufwärmen)

---

2. Zyklus, 11. Woche, 6. Tag Spaziergang

---

2. Zyklus, 11. Woche, 7. Tag Erholung

2. Zyklus, 12. Woche, 1. Tag **Bodybuilding (Drücken)**

8 Wiederholungen, Belastung 105%

Kurzes Aufwärmen (ohne Gewichte): Armbeugen und
-strecken, Schulterheben, Armschwingen vor-/rückwärts,
Knieheben, Rumpfbeugen, Kniebeuge ohne Gewicht

Je Übung 1-3 Aufwärmsätze und 1 Arbeitssatz

Übung	Gew. 100%	Gew. 105%	Geschafft
Kniebeugen (LH)			
Beinstrecken			
Wadenheben, stehend			
Wadenheben, sitzend			
Bankdrücken (LH)			
Schrägbankdrücken (2KH)			
Fliegende Bew. (Kabel)			
Drücken über Kopf (LH)			
Seitheben (2KH)			
Trizepsdrücken (KH)			
Hyperextensionen			

Kurzes Abwärmen (wie Aufwärmen, s.o.)

2. Zyklus, 12. Woche, 2. Tag

Fahrradergometer (Schwinn AIR-DYNE) - sehr schwer

Gleiches Aufwärmen wie beim Bodybuilding

Zeit	Belastung		
Minuten	**vor 1989**	**nach 1989**	**Arbeit**
5	2 bis 5	3,2 bis 8	Aufwärmen
2	7,00	11,20	Hoch 1
4	3,50	5,60	Erholung
1	8,00	12,80	Hoch 2
2	3,50	5,60	Erholung
1	8,00	12,80	Hoch 3
2	3,50	5,60	Erholung
1	8,00	12,80	Hoch 4
2	3,50	5,60	Erholung
2	6,50	10,40	Hoch 5
4	3,50	5,60	Erholung
1	7,50	12,00	Hoch 6
5	3 bis 1	4,8 bis 1,6	Abwärmen

Insgesamt 32 Minuten auf dem Air-Dyne, danach Abwärmen (wie Aufwärmen)

2. Zyklus, 12. Woche, 3. Tag **Spaziergang**

2. Zyklus, 12. Woche, 4. Tag Bodybuilding (Ziehen)

8 Wiederholungen, Belastung 105%

Kurzes Aufwärmen (ohne Gewichte): Armbeugen und -strecken, Schulterheben, Armschwingen vor-/rückwärts, Knieheben, Rumpfbeugen, Kniebeuge ohne Gewicht

Je Übung 1-3 Aufwärmsätze und 1 Arbeitssatz

Übung	Gew. 100%	Gew. 105%	Geschafft
Kreuzheben (LH)			
Beincurl			
Latziehen zur Brust			
Rudern, vorgebeugt (LH)			
Latziehen zum Nacken			
Schulterheben (2KH)			
Curls (LH)			
Situps			
Beinheben			
Seitbeugen (KH)			

Kurzes Abwärmen (wie Aufwärmen, s.o.)

---

2. Zyklus, 12. Woche, 5. Tag

Rudermaschine (CONCEPT II) - mittelschwer

Gleiches Aufwärmen wie beim Bodybuilding

Zeit Minuten	Belastung Concept II	Arbeit
5	2:30	Aufwärmen
2	1:52	Hoch 1
4	2:30	Erholung
1	1:50	Hoch 2
1	1:54	Hoch 2
4	2:30	Erholung
1	1:50	Hoch 3
2	2:30	Erholung
1	1:50	Hoch 4
4	2:30	Abwärmen

Insgesamt 25 Minuten rudern, danach Abwärmen (wie Aufwärmen)

---

2. Zyklus, 12. Woche, 6. Tag Spaziergang

2. Zyklus, 12. Woche, 7. Tag Erholung

Trainingsplan 3. Zyklus: 3-fach Split-Training mit kurzen Phasen
In diesem Zyklus ist »3« die Zahl, die es sich zu merken gilt. Wir arbeiten mit drei verschiedenen Ganzkörper-Trainingseinheiten (A, B und C) beim Bodybuilding und drei verschiedenen Ausdauer-Trainingseinheiten (Concept II Rudermaschine, Laufband und Air-Dyne). Das schwere Training beim Bodybuilding wechselt jede Woche, ebenso wie das schwere Training im Ausdauerbereich. Die Phasen wechseln ebenfalls jede Woche und zu den Ausdauer-, Kraftausdauer- und Kraftphasen kommt eine neue hinzu: Die Erholungsphase in der vierten, achten und zwölften Woche. Dafür bleibt die Intensität an den schweren Bodybuilding-Tagen nun bei 100% und auch an den Ausdauer-Tagen fallen alle Trainingseinheiten »schwer« aus. Nur in den Erholungsphasen wird die Intensität an allen Trainingstagen drastisch heruntergefahren; jeweils 75% an beiden Bodybuilding-Tagen und »leicht« an beiden Ausdauertagen. Die Verteilung der Trainingseinheiten pro Woche bleibt erhalten; Bodybuilding am ersten und vierten Tag, Ausdauertraining am zweiten und fünften Tag, Spaziergänge am dritten und sechsten Tag, sowie ein Tag zur Erholung.

Noch stärker als bei den vorangegangenen Zyklen bestimmt jetzt der ständige Wechsel den Trainingsplan; so wird Ihr Körper, der bereits einen hohen Leistungsstand erreicht hat, wiederum zu neuer Anpassung an die Belastung gezwungen. Neben der Abwechslung liegt aber auch die Intensität auf hohem Niveau, deshalb kehren wir in diesem Zyklus zum Konzept von schweren und leichten Trainingstagen zurück. Jeweils das zweite Bodybuilding- und das zweite Ausdauertraining pro Woche fällt »moderat« aus, in der Erholungsphase sogar »leicht«. Widerstehen Sie unbedingt der Versuchung, an diesen Tagen härter zu trainieren, als vorgesehen. Dieser dritte Zyklus fordert bereits große Anstrengungen von Ihnen und die leichteren Trainingseinheiten dienen der Erholung. Nur so wird Übertraining vermieden und es können sich weitere Fortschritte bei Muskelaufbau und Ausdauerleistung einstellen.

Der Vorteil von jeweils drei verschiedenen Trainingseinheiten für Ausdauer und Bodybuilding liegt darin, daß jede Muskelgruppe jetzt noch gezielter belastet werden kann. Gleichzeitig wird Übertraining vermieden, da nicht ständig die gleichen Übungen und Wiederholungszahlen gefordert werden. Sie wundern sich vielleicht, warum die Belastung nicht über 100% ansteigt. Das liegt daran, daß die Phasen für einen Anstieg der Leistung einfach zu kurz ausfallen. Fortschritte in Muskelentwicklung und Ausdauer werden statt dessen durch den ständigen Wechsel der Übungen, bzw. der Wiederholungszahlen erzielt.

Auch das Ausdauertraining fällt jetzt differenzierter aus: Zunächst dient uns die Rudermaschine für den schweren Tag (im letzten Zyklus an den leichten Tagen gebraucht), dann das Laufband, und zuletzt das Air-Dyne. Ebenso wechselt das Training an den leichten Tagen: Erst wird das Laufband dafür eingesetzt, dann das Air-Dyne und zuletzt die Rudermaschine. Wie sie sehen, folgt die Rotation der Geräte einem einfachen, logischen Schema; das ist es, was eine Periodisierung des Trainings ausmacht: geplanter, fortschreitender Wechsel. Auf den nächsten Seiten folgt der Trainingsplan für den 3. Zyklus.

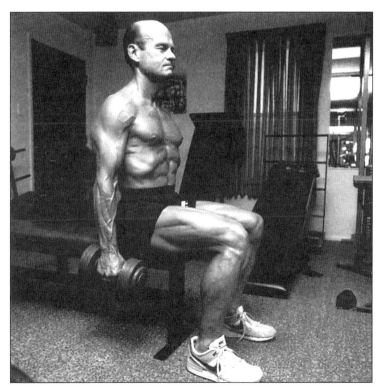

Den Arbeitssatz beim Bodybuilding sollten Sie stets hochkonzentriert und über den vollen Bewegungsspielraum ausführen.
Foto: Guy Appelman

3. Zyklus, 1. Woche, 1. Tag Bodybuilding A

20 Wiederholungen, Belastung 100%

Kurzes Aufwärmen (ohne Gewichte): Armbeugen und
-strecken, Schulterheben, Armschwingen vor-/rückwärts,
Knieheben, Rumpfbeugen, Kniebeuge ohne Gewicht

Je Übung 1-3 Aufwärmsätze und 1 Arbeitssatz

Übung	Gew. 100%	Geschafft
Kniebeugen (LH)		
Beincurl		
Wadenheben		
Rudern sitzend (Kabel)		
Bankdrücken (2KH)		
Nackendrücken (LH)		
Trizeps Kickbacks (2KH)		
Curl (LH)		
Situps		
Seitbeugen (1KH)		
Kurzes Abwärmen (wie Aufwärmen, s.o.)		

3. Zyklus, 1. Woche, 2. Tag

Rudermaschine (CONCEPT II) - schwer

Gleiches Aufwärmen wie beim Bodybuilding

Zeit Minuten	Belastung Concept II	Belastung
5	2:30	Aufwärmen
10	1:57	Hoch 1
5	2:30	Erholung
2	2:02	Hoch 2
2	2:05	"
2	1:59	"
2	2:04	"
2	2:00	"
5	2:30	Abwärmen
Insgesamt 35 Minuten rudern, danach Abwärmen (wie Aufwärmen)		

3. Zyklus, 1. Woche, 3. Tag Spaziergang

3. Zyklus, 1. Woche, 4. Tag Bodybuilding B

20 Wiederholungen, Belastung 85%

Kurzes Aufwärmen (ohne Gewichte): Armbeugen und
-strecken, Schulterheben, Armschwingen vor-/rückwärts,
Knieheben, Rumpfbeugen, Kniebeuge ohne Gewicht

Je Übung 1-3 Aufwärmsätze und 1 Arbeitssatz

Übung	Gew. 100%	Gew. 85%	Geschafft
Kreuzheben (LH)			
Beinstrecken			
Wadenheben, stehend			
Latziehen zum Nacken			
Schrägbankdrücken (LH)			
Seitheben (2KH)			
Bankdrücken, eng (LH)			
Scott-Curls (LH)			
Beinheben			
Situps mit Drehung			

Kurzes Abwärmen (wie Aufwärmen, s.o.)

3. Zyklus, 1. Woche, 5. Tag Laufband - moderat

Gleiches Aufwärmen wie beim Bodybuilding

Zeit Minuten	Meilen/h	Geschwindigkeit Kilometer/h	Steigung	Arbeit
1	3,30	5,28	0%	Aufwärmen
1	"	"	1%	"
1	"	"	3%	"
1	"	"	5%	"
1	"	"	7%	"
1	"	"	9%	"
1	"	"	11%	"
1	"	"	13%	"
10	"	"	15%	Hoch 1
5	"	"	10%	Erholung
1	"	"	13%	Übergang
2	"	"	15%	Hoch 2
2	3,50	5,60	13%	"
2	3,70	5,92	11%	"
2	3,90	6,24	9%	"
2	4,10	6,56	7%	"(Joggen)
1	3,30	5,28	7%	Abwärmen
1	"	"	5%	"
1	"	"	3%	"
1	"	"	1%	"
2	"	"	0%	"

Insgesamt 40 Minuten auf dem Laufband, danach Abwärmen (wie Aufwärmen)

3. Zyklus, 1. Woche, 6. Tag Spaziergang

3. Zyklus, 1. Woche, 7. Tag Erholung

3. Zyklus, 2. Woche, 1. Tag **Bodybuilding A**

12 Wiederholungen, Belastung 100%

Kurzes Aufwärmen (ohne Gewichte): Armbeugen und
-strecken, Schulterheben, Armschwingen vor-/rückwärts,
Knieheben, Rumpfbeugen, Kniebeuge ohne Gewicht

Je Übung 1-3 Aufwärmsätze und 1 Arbeitssatz

Übung	Gew. 100%	Geschafft
Kniebeugen (LH)		
Beincurl		
Wadenheben		
Rudern sitzend (Kabel)		
Bankdrücken (2KH)		
Nackendrücken (LH)		
Trizeps Kickbacks (2KH)		
Curl (LH)		
Situps		
Seitbeugen (1KH)		

Kurzes Abwärmen (wie Aufwärmen, s.o.)

3. Zyklus, 2. Woche, 2. Tag

Rudermaschine (CONCEPT II) - schwer

Gleiches Aufwärmen wie beim Bodybuilding

Zeit Minuten	Belastung Concept II	Belastung
5	2:30	Aufwärmen
5	1:55	Hoch 1
5	2:30	Erholung
1	1:55	Hoch 2
1	1:58	"
1	1:52	"
1	1:57	"
1	1:53	"
5	2:30	Erholung
5	2:00	Hoch 3
5	2:30	Abwärmen

Insgesamt 35 Minuten rudern, danach Abwärmen (wie Aufwärmen)

3. Zyklus, 2. Woche, 3. Tag **Spaziergang**

3. Zyklus, 2. Woche, 4. Tag Bodybuilding B

12 Wiederholungen, Belastung 85%

Kurzes Aufwärmen (ohne Gewichte): Armbeugen und
-strecken, Schulterheben, Armschwingen vor-/rückwärts,
Knieheben, Rumpfbeugen, Kniebeuge ohne Gewicht

Je Übung 1-3 Aufwärmsätze und 1 Arbeitssatz

Übung	Gew. 100%	Gew. 85%	Geschafft
Kreuzheben (LH)			
Beinstrecken			
Wadenheben, stehend			
Latziehen zum Nacken			
Schrägbankdrücken (LH)			
Seitheben (2KH)			
Bankdrücken, eng (LH)			
Scott-Curls (LH)			
Beinheben			
Situps mit Drehung			

Kurzes Abwärmen (wie Aufwärmen, s.o.)

3. Zyklus, 2. Woche, 5. Tag Laufband - moderat

Gleiches Aufwärmen wie beim Bodybuilding

Zeit	Geschwindigkeit			
Minuten	Meilen/h	Kilometer/h	Steigung	Arbeit
1	3,30	5,28	0%	Aufwärmen
1	"	"	2%	"
1	"	"	4%	"
1	"	"	6%	"
1	"	"	8%	"
1	"	"	10%	"
1	"	"	12%	"
1	"	"	14%	"
1	"	"	16%	"
1	"	"	18%	"
5	"	"	20%	Hoch 1
4	"	"	10%	Erholung
1	"	"	14%	Übergang
1	"	"	17%	"
1	"	"	20%	Hoch 2
1	3,50	5,60	18%	"
1	3,70	5,92	16%	"
1	3,90	6,24	14%	"
1	4,10	6,56	12%	" (Joggen)
5	3,30	5,28	10%	Erholung
1	3,70	5,92	10%	Hoch 3
1	3,90	6,24	10%	"
1	4,10	6,56	10%	" (Joggen)
1	4,30	6,88	10%	" (Joggen)
1	4,50	7,20	10%	" (Joggen)
1	3,30	5,28	10%	Abwärmen
1	"	"	5%	"
1	2,80	4,48	5%	"
1	"	"	0%	"

Insgesamt 40 Minuten auf dem Laufband, danach Abwärmen (wie Aufwärmen)

3. Zyklus, 2. Woche, 6. Tag Spaziergang

3. Zyklus, 2. Woche, 7. Tag Erholung

3. Zyklus, 3. Woche, 1. Tag Bodybuilding A

8 Wiederholungen, Belastung 100%

Kurzes Aufwärmen (ohne Gewichte): Armbeugen und
-strecken, Schulterheben, Armschwingen vor-/rückwärts,
Knieheben, Rumpfbeugen, Kniebeuge ohne Gewicht

Je Übung 1-3 Aufwärmsätze und 1 Arbeitssatz

Übung	Gew. 100%	Geschafft
Kniebeugen (LH)		
Beincurl		
Wadenheben		
Rudern sitzend (Kabel)		
Bankdrücken (2KH)		
Nackendrücken (LH)		
Trizeps Kickbacks (2KH)		
Curl (LH)		
Situps		
Seitbeugen (1KH)		
Kurzes Abwärmen (wie Aufwärmen, s.o.)		

3. Zyklus, 3. Woche, 2. Tag

Rudermaschine (CONCEPT II) - schwer

Gleiches Aufwärmen wie beim Bodybuilding

Zeit Minuten	Belastung Concept II	Belastung
5	2:30	Aufwärmen
2	1:51	Hoch 1
4	2:30	Erholung
1	1:48	Hoch 2
2	2:30	Erholung
1	1:48	Hoch 3
2	2:30	Erholung
1	1:48	Hoch 4
2	2:30	Erholung
1	1:53	Hoch 5
1	1:49	"
4	2:30	Erholung
1	1:48	Hoch 6
5	2:30	Abwärmen
Insgesamt 32 Minuten rudern, danach Abwärmen (wie Aufwärmen)		

3. Zyklus, 3. Woche, 3. Tag Spaziergang

3. Zyklus, 3. Woche, 4. Tag Bodybuilding B

8 Wiederholungen, Belastung 85%

Kurzes Aufwärmen (ohne Gewichte): Armbeugen und
-strecken, Schulterheben, Armschwingen vor-/rückwärts,
Knieheben, Rumpfbeugen, Kniebeuge ohne Gewicht

Je Übung 1-3 Aufwärmsätze und 1 Arbeitssatz

Übung	Gew. 100%	Gew. 85%	Geschafft
Kreuzheben (LH)			
Beinstrecken			
Wadenheben, stehend			
Latziehen zum Nacken			
Schrägbankdrücken (LH)			
Seitheben (2KH)			
Bankdrücken, eng (LH)			
Scott-Curls (LH)			
Beinheben			
Situps mit Drehung			

Kurzes Abwärmen (wie Aufwärmen, s.o.)

3. Zyklus, 3. Woche, 5. Tag Laufband - moderat

Gleiches Aufwärmen wie beim Bodybuilding

Zeit	Geschwindigkeit			
Minuten	Meilen/h	Kilometer/h	Steigung	Arbeit
1	3,30	5,28	0%	Aufwärmen
1	"	"	3%	"
1	"	"	5%	"
1	"	"	7%	"
1	"	"	9%	"
1	"	"	11%	"
1	"	"	13%	"
1	"	"	15%	"
1	"	"	17%	"
1	"	"	19%	"
1	"	"	21%	"
1	"	"	23%	"
2	"	"	25%	Hoch 1
4	"	"	10%	Erholung
1	"	"	15%	Übergang
1	"	"	20%	"
1	"	"	25%	Hoch 2
1	3,50	5,60	23%	"
4	3,30	5,28	10%	Erholung
1	"	"	15%	Übergang
1	"	"	20%	"
1	3,50	5,60	25%	Hoch 3
2	3,30	5,28	10%	Erholung
1	"	"	17,5%	Übergang
1	3,50	5,60	25%	Hoch 4
2	3,30	5,28	10%	Erholung
1	"	"	17,5%	Übergang
1	3,50	5,60	25%	Hoch 5
1	3,30	5,28	5%	Abwärmen
1	"	"	0%	"
1	2,80	4,48	0%	"

Insgesamt 40 Minuten auf dem Laufband, danach Abwärmen (wie Aufwärmen)

3. Zyklus, 3. Woche, 6. Tag Spaziergang

3. Zyklus, 3. Woche, 7. Tag Erholung

3. Zyklus, 4. Woche, 1. Tag **Bodybuilding A**

12 Wiederholungen, Belastung 75%

Kurzes Aufwärmen (ohne Gewichte): Armbeugen und
-strecken, Schulterheben, Armschwingen vor-/rückwärts,
Knieheben, Rumpfbeugen, Kniebeuge ohne Gewicht

Je Übung 1-3 Aufwärmsätze und 1 Arbeitssatz

Übung	Gew. 100%	Gew. 75%	Geschafft
Kniebeugen (LH)			
Beincurl			
Wadenheben			
Rudern sitzend (Kabel)			
Bankdrücken (2KH)			
Nackendrücken (LH)			
Trizeps Kickbacks (2KH)			
Curl (LH)			
Situps			
Seitbeugen (1KH)			
Kurzes Abwärmen (wie Aufwärmen, s.o.)			

3. Zyklus, 4. Woche, 2. Tag

Rudermaschine (CONCEPT II) - leicht

Gleiches Aufwärmen wie beim Bodybuilding

Zeit	Belastung	
Minuten	**Concept II**	**Belastung**
5	2:30	Aufwärmen
5	2:05	Hoch 1
5	2:30	Erholung
1	2:05	Hoch 2
1	2:01	"
1	2:09	"
1	2:03	"
1	2:07	"
5	2:30	Abwärmen
Insgesamt 25 Minuten rudern, danach Abwärmen (wie Aufwärmen)		

3. Zyklus, 4. Woche, 3. Tag **Spaziergang**

3. Zyklus, 4. Woche, 4. Tag Bodybuilding B

12 Wiederholungen, Belastung 75%

Kurzes Aufwärmen (ohne Gewichte): Armbeugen und
-strecken, Schulterheben, Armschwingen vor-/rückwärts,
Knieheben, Rumpfbeugen, Kniebeuge ohne Gewicht

Je Übung 1-3 Aufwärmsätze und 1 Arbeitssatz

Übung	Gew. 100%	Gew. 75%	Geschafft
Kreuzheben (LH)			
Beinstrecken			
Wadenheben, stehend			
Latziehen zum Nacken			
Schrägbankdrücken (LH)			
Seitheben (2KH)			
Bankdrücken, eng (LH)			
Scott-Curls (LH)			
Beinheben			
Situps mit Drehung			

Kurzes Abwärmen (wie Aufwärmen, s.o.)

---

3. Zyklus, 4. Woche, 5. Tag Laufband - leicht

Gleiches Aufwärmen wie beim Bodybuilding

Zeit Minuten	Geschwindigkeit Meilen/h	Kilometer/h	Steigung	Arbeit
1	3,10	4,96	0%	Aufwärmen
1	"	"	2%	"
1	"	"	4%	"
1	"	"	6%	"
1	"	"	8%	"
1	"	"	10%	"
1	"	"	12%	"
1	"	"	14%	"
1	"	"	16%	"
1	"	"	18%	"
5	"	"	20%	Hoch 1
2	2,50	4,00	10%	Erholung
2	"	"	5%	Abwärmen
1	3,30	5,28	0%	"

Insgesamt 20 Minuten auf dem Laufband, danach Abwärmen (wie Aufwärmen)

---

3. Zyklus, 4. Woche, 6. Tag Spaziergang

3. Zyklus, 4. Woche, 7. Tag Erholung

3. Zyklus, 5. Woche, 1. Tag Bodybuilding B

20 Wiederholungen, Belastung 100%

Kurzes Aufwärmen (ohne Gewichte): Armbeugen und
-strecken, Schulterheben, Armschwingen vor-/rückwärts,
Knieheben, Rumpfbeugen, Kniebeuge ohne Gewicht

Je Übung 1-3 Aufwärmsätze und 1 Arbeitssatz

Übung	Gew. 100%	Geschafft
Kreuzheben (LH)		
Beinstrecken		
Wadenheben, stehend		
Latziehen zum Nacken		
Schrägbankdrücken (LH)		
Seitheben (2KH)		
Bankdrücken, eng (LH)		
Scott-Curls (LH)		
Beinheben		
Situps mit Drehung		

Kurzes Abwärmen (wie Aufwärmen, s.o.)

---

3. Zyklus, 5. Woche, 2. Tag Laufband - schwer

Gleiches Aufwärmen wie beim Bodybuilding

Zeit	Geschwindigkeit			
Minuten	**Meilen/h**	**Kilometer/h**	**Steigung**	**Arbeit**
1	3,30	5,28	0%	Aufwärmen
1	"	"	1%	"
1	"	"	3%	"
1	"	"	5%	"
1	"	"	7%	"
1	3,50	5,60	7%	"
1	"	"	9%	"
1	"	"	11%	"
1	"	"	13%	"
1	"	"	13%	"
10	3,70	5,92	15%	Hoch 1
4	3,30	5,28	10%	Erholung
1	3,50	5,60	12,5%	Übergang
2	3,70	5,92	15%	Hoch 2
2	3,90	6,24	13%	"
2	4,10	6,56	11%	" (Joggen)
2	4,30	6,88	9%	" (Joggen)
2	4,50	7,20	7%	" (Joggen)
1	3,30	5,28	7%	Abwärmen
1	"	"	5%	"
1	"	"	3%	"
1	2,80	4,48	3%	"
1	"	"	0%	"

Insgesamt 40 Minuten auf dem Laufband, danach Abwärmen (wie Aufwärmen)

---

3. Zyklus, 5. Woche, 3. Tag Spaziergang

3. Zyklus, 5. Woche, 4. Tag Bodybuilding C

20 Wiederholungen, Belastung 85%

Kurzes Aufwärmen (ohne Gewichte): Armbeugen und
-strecken, Schulterheben, Armschwingen vor-/rückwärts,
Knieheben, Rumpfbeugen, Kniebeuge ohne Gewicht

Je Übung 1-3 Aufwärmsätze und 1 Arbeitssatz

Übung	Gew. 100%	Gew. 85%	Geschafft
Beinpresse			
Hyperextensionen			
Wadenheben, sitzend			
Latziehen zur Brust			
Fliegende Bew. (Kabel)			
Schrägbankdrücken (2KH)			
Trizepsdrücken (KH)			
Curls auf Schrägbank (2KH)			
Beinheben hängend			
Situps mit Drehung			

Kurzes Abwärmen (wie Aufwärmen, s.o.)

---

3. Zyklus, 5. Woche, 5. Tag

Fahrradergometer (Schwinn AIR-DYNE) - moderat

Gleiches Aufwärmen wie beim Bodybuilding

Zeit	Belastung		
Minuten	**vor 1989**	**nach 1989**	**Arbeit**
2	2,00	3,60	Aufwärmen
3	3,00	4,80	"
10	4,00	6,40	Hoch 1
5	3,00	4,80	Erholung
2	4,00	6,40	Hoch 2
2	3,50	5,60	"
2	4,50	7,20	"
2	3,75	6,00	"
2	4,25	6,80	"
5	3 bis 1	4,8 bis 1,6	Abwärmen

Insgesamt 35 Minuten auf dem Air-Dyne, danach Abwärmen (wie Aufwärmen)

---

3. Zyklus, 5. Woche, 6. Tag Spaziergang

---

3. Zyklus, 5. Woche, 7. Tag Erholung

3. Zyklus, 6. Woche, 1. Tag Bodybuilding B

12 Wiederholungen, Belastung 100%

Kurzes Aufwärmen (ohne Gewichte): Armbeugen und
-strecken, Schulterheben, Armschwingen vor-/rückwärts,
Knieheben, Rumpfbeugen, Kniebeuge ohne Gewicht

Je Übung 1-3 Aufwärmsätze und 1 Arbeitssatz

Übung	Gew. 100%	Geschafft
Kreuzheben (LH)		
Beinstrecken		
Wadenheben, stehend		
Latziehen zum Nacken		
Schrägbankdrücken (LH)		
Seitheben (2KH)		
Bankdrücken, eng (LH)		
Scott-Curls (LH)		
Beinheben		
Situps mit Drehung		

Kurzes Abwärmen (wie Aufwärmen, s.o.)

3. Zyklus, 6. Woche, 2. Tag Laufband - schwer

Gleiches Aufwärmen wie beim Bodybuilding

Zeit	Geschwindigkeit			
Minuten	Meilen/h	Kilometer/h	Steigung	Arbeit
1	3,30	5,28	0%	Aufwärmen
1	"	"	2%	"
1	"	"	4%	"
1	"	"	6%	"
1	"	"	8%	"
1	3,50	5,60	10%	"
1	"	"	12%	"
1	"	"	14%	"
1	3,70	5,92	16%	"
1	"	"	18%	"
5	"	"	20%	Hoch 1
4	3,30	5,28	10%	Erholung
1	3,50	5,60	15%	Übergang
1	3,70	5,92	15%	"
1	"	"	20%	Hoch 2
1	3,90	6,24	18%	"
1	4,10	6,56	16%	" (Joggen)
1	4,30	6,88	14%	" (Joggen)
1	4,50	7,20	12%	" (Joggen)
5	3,30	5,28	10%	Erholung
1	4,10	6,56	10%	Hoch 3
1	4,30	6,88	10%	" (Joggen)
1	4,50	7,20	10%	" (Joggen)
1	4,70	7,52	10%	" (Joggen)
1	4,90	7,84	10%	" (Joggen)
1	3,00	4,80	10%	Abwärmen
1	"	"	5%	"
1	2,50	4,48	5%	"
1	"	"	0%	"

Insgesamt 40 Minuten auf dem Laufband, danach Abwärmen (wie Aufwärmen)

3. Zyklus, 6. Woche, 3. Tag Spaziergang

3. Zyklus, 6. Woche, 4. Tag Bodybuilding C

12 Wiederholungen, Belastung 85%

Kurzes Aufwärmen (ohne Gewichte): Armbeugen und
-strecken, Schulterheben, Armschwingen vor-/rückwärts,
Knieheben, Rumpfbeugen, Kniebeuge ohne Gewicht

Je Übung 1-3 Aufwärmsätze und 1 Arbeitssatz

Übung	Gew. 100%	Gew. 85%	Geschafft
Beinpresse			
Hyperextensionen			
Wadenheben, sitzend			
Latziehen zur Brust			
Fliegende Bew. (Kabel)			
Schrägbankdrücken (2KH)			
Trizepsdrücken (KH)			
Curls auf Schrägbank (2KH)			
Beinheben hängend			
Situps mit Drehung			

Kurzes Abwärmen (wie Aufwärmen, s.o.)

---

3. Zyklus, 6. Woche, 5. Tag

Fahrradergometer (Schwinn AIR-DYNE) - moderat

Gleiches Aufwärmen wie beim Bodybuilding

Zeit	Belastung		
Minuten	vor 1989	nach 1989	Arbeit
1	2,00	3,60	Aufwärmen
2	3,00	4,80	"
2	4,00	6,40	"
5	5,00	8,00	Hoch 1
5	3,00	4,80	Erholung
1	5,00	8,00	Hoch 2
1	4,50	7,20	"
1	5,50	8,80	"
1	4,75	7,60	"
1	5,25	8,40	"
5	4 bis 2	6,4 bis 3,2	Abwärmen

Insgesamt 25 Minuten auf dem Air-Dyne, danach Abwärmen (wie Aufwärmen)

---

3. Zyklus, 6. Woche, 6. Tag Spaziergang

3. Zyklus, 6. Woche, 7. Tag Erholung

3. Zyklus, 7. Woche, 1. Tag Bodybuilding B

8 Wiederholungen, Belastung 100%

Kurzes Aufwärmen (ohne Gewichte): Armbeugen und
-strecken, Schulterheben, Armschwingen vor-/rückwärts,
Knieheben, Rumpfbeugen, Kniebeuge ohne Gewicht

Je Übung 1-3 Aufwärmsätze und 1 Arbeitssatz

Übung	Gew. 100%	Geschafft
Kreuzheben (LH)		
Beinstrecken		
Wadenheben, stehend		
Latziehen zum Nacken		
Schrägbankdrücken (LH)		
Seitheben (2KH)		
Bankdrücken, eng (LH)		
Scott-Curls (LH)		
Beinheben		
Situps mit Drehung		

Kurzes Abwärmen (wie Aufwärmen, s.o.)

---

3. Zyklus, 7. Woche, 2. Tag Laufband - schwer

Gleiches Aufwärmen wie beim Bodybuilding

Zeit	Geschwindigkeit			
Minuten	**Meilen/h**	**Kilometer/h**	**Steigung**	**Arbeit**
1	3,30	5,28	0%	Aufwärmen
1	"	"	3%	"
1	"	"	5%	"
1	"	"	7%	"
1	"	"	9%	"
1	"	"	11%	"
1	"	"	13%	"
1	"	"	15%	"
1	"	"	17%	"
1	"	"	19%	"
1	"	"	21%	"
1	"	"	23%	"
1	3,50	5,60	25%	Hoch 1
1	3,70	5,92	25%	"
4	3,30	5,28	10%	Erholung
1	"	"	15%	Übergang
1	3,50	5,60	20%	"
1	3,70	5,92	25%	Hoch 2
1	3,90	6,24	23%	"
4	3,30	5,28	10%	Erholung
1	3,50	5,60	15%	Übergang
1	3,70	5,92	20%	"
1	3,90	6,24	25%	Hoch 3
2	3,30	5,28	10%	Erholung
1	3,60	5,76	17,5%	Übergang
1	3,90	6,24	25%	Hoch 4
2	3,30	5,28	10%	Erholung
1	3,60	5,76	17,5%	Übergang
1	3,90	6,24	25%	Hoch 5
1	3,30	5,28	5%	Abwärmen
1	"	"	0%	"
1	2,80	4,48	0%	"

Insgesamt 40 Minuten auf dem Laufband, danach Abwärmen (wie Aufwärmen)

---

3. Zyklus, 7. Woche, 3. Tag Spaziergang

3. Zyklus, 7. Woche, 4. Tag Bodybuilding C

8 Wiederholungen, Belastung 85%

Kurzes Aufwärmen (ohne Gewichte): Armbeugen und
-strecken, Schulterheben, Armschwingen vor-/rückwärts,
Knieheben, Rumpfbeugen, Kniebeuge ohne Gewicht

Je Übung 1-3 Aufwärmsätze und 1 Arbeitssatz

Übung	Gew. 100%	Gew. 85%	Geschafft
Beinpresse			
Hyperextensionen			
Wadenheben, sitzend			
Latziehen zur Brust			
Fliegende Bew. (Kabel)			
Schrägbankdrücken (2KH)			
Trizepsdrücken (KH)			
Curls auf Schrägbank (2KH)			
Beinheben hängend			
Situps mit Drehung			

Kurzes Abwärmen (wie Aufwärmen, s.o.)

---

3. Zyklus, 7. Woche, 5. Tag

Fahrradergometer (Schwinn AIR-DYNE) - moderat

Gleiches Aufwärmen wie beim Bodybuilding

Zeit	Belastung		
Minuten	**vor 1989**	**nach 1989**	**Arbeit**
1	2,00	3,60	Aufwärmen
2	3,50	5,60	"
2	4,50	7,20	"
2	5,50	8,80	Hoch 1
4	3,30	5,28	Erholung
1	6,00	9,60	Hoch 2
1	5,00	8,00	"
4	3,00	4,80	Erholung
1	6,50	10,40	Hoch 3
2	3,00	4,80	Erholung
1	6,50	10,40	Hoch 4
4	3 bis 2	4,8 bis 3,2	Abwärmen

Insgesamt 25 Minuten auf dem Air-Dyne, danach Abwärmen (wie Aufwärmen)

---

3. Zyklus, 7. Woche, 6. Tag Spaziergang

---

3. Zyklus, 7. Woche, 7. Tag Erholung

3. Zyklus, 8. Woche, 1. Tag Bodybuilding B

12 Wiederholungen, Belastung 75%

Kurzes Aufwärmen (ohne Gewichte): Armbeugen und
-strecken, Schulterheben, Armschwingen vor-/rückwärts,
Knieheben, Rumpfbeugen, Kniebeuge ohne Gewicht

Je Übung 1-3 Aufwärmsätze und 1 Arbeitssatz

Übung	Gew. 100%	Gew. 75%	Geschafft
Kreuzheben (LH)			
Beinstrecken			
Wadenheben, stehend			
Latziehen zum Nacken			
Schrägbankdrücken (LH)			
Seitheben (2KH)			
Bankdrücken, eng (LH)			
Scott-Curls (LH)			
Beinheben			
Situps mit Drehung			

Kurzes Abwärmen (wie Aufwärmen, s.o.)

---

3. Zyklus, 8. Woche, 2. Tag Laufband - leicht

Gleiches Aufwärmen wie beim Bodybuilding

Zeit	Geschwindigkeit			
Minuten	**Meilen/h**	**Kilometer/h**	**Steigung**	**Arbeit**
1	3,10	4,96	0%	Aufwärmen
1	"	"	2%	"
1	"	"	4%	"
1	"	"	6%	"
1	"	"	8%	"
1	"	"	10%	"
1	"	"	12%	"
1	"	"	14%	"
1	"	"	16%	"
1	"	"	18%	"
5	"	"	20%	Hoch 1
2	2,50	4,00	10%	Erholung
2	"	"	5%	Abwärmen
1	3,30	5,28	0%	"

Insgesamt 20 Minuten auf dem Laufband, danach Abwärmen (wie Aufwärmen)

---

3. Zyklus, 8. Woche, 3. Tag Spaziergang

3. Zyklus, 8. Woche, 4. Tag Bodybuilding C

12 Wiederholungen, Belastung 75%

Kurzes Aufwärmen (ohne Gewichte): Armbeugen und
-strecken, Schulterheben, Armschwingen vor-/rückwärts,
Knieheben, Rumpfbeugen, Kniebeuge ohne Gewicht

Je Übung 1-3 Aufwärmsätze und 1 Arbeitssatz

Übung	Gew. 100%	Gew. 75%	Geschafft
Beinpresse			
Hyperextensionen			
Wadenheben, sitzend			
Latziehen zur Brust			
Fliegende Bew. (Kabel)			
Schrägbankdrücken (2KH)			
Trizepsdrücken (KH)			
Curls auf Schrägbank (2KH)			
Beinheben hängend			
Situps mit Drehung			

Kurzes Abwärmen (wie Aufwärmen, s.o.)

---

3. Zyklus, 8. Woche, 5. Tag

Fahrradergometer (Schwinn AIR-DYNE) - leicht

Gleiches Aufwärmen wie beim Bodybuilding

Zeit Minuten	Belastung vor 1989	nach 1989	Arbeit
1	2,00	3,60	Aufwärmen
2	3,00	4,80	"
2	3,75	6,00	"
5	4,50	7,20	Hoch 1
5	3,00	4,80	Erholung
1	4,50	7,20	Hoch 2
1	4,00	6,40	"
1	5,00	8,00	"
1	4,25	6,80	"
1	4,75	7,60	"
5	4 bis 2	6,4 bis 3,2	Abwärmen

Insgesamt 25 Minuten auf dem Air-Dyne, danach Abwärmen (wie Aufwärmen)

---

3. Zyklus, 8. Woche, 6. Tag Spaziergang

---

3. Zyklus, 8. Woche, 7. Tag Erholung

3. Zyklus, 9. Woche, 1. Tag Bodybuilding C

20 Wiederholungen, Belastung 100%

Kurzes Aufwärmen (ohne Gewichte): Armbeugen und
-strecken, Schulterheben, Armschwingen vor-/rückwärts,
Knieheben, Rumpfbeugen, Kniebeuge ohne Gewicht

Je Übung 1-3 Aufwärmsätze und 1 Arbeitssatz

Übung	Gew. 100%	Geschafft
Beinpresse		
Hyperextensionen		
Wadenheben, sitzend		
Latziehen zur Brust		
Fliegende Bew. (Kabel)		
Schrägbankdrücken (2KH)		
Trizepsdrücken (KH)		
Curls auf Schrägbank (2KH)		
Beinheben hängend		
Situps mit Drehung		

Kurzes Abwärmen (wie Aufwärmen, s.o.)

---

3. Zyklus, 9. Woche, 2. Tag

Fahrradergometer (Schwinn AIR-DYNE) - schwer

Gleiches Aufwärmen wie beim Bodybuilding

Zeit Minuten	Belastung vor 1989	nach 1989	Arbeit
5	2 bis 4,5	3,2 bis 7,2	Aufwärmen
10	5,00	8,00	Hoch 1
5	3,50	5,60	Erholung
2	5,00	8,00	Hoch 2
2	5,50	8,80	"
2	4,50	7,20	"
2	5,25	8,40	"
2	4,75	7,60	"
5	3 bis 1	4,8 bis 1,6	Abwärmen

Insgesamt 35 Minuten auf dem Air-Dyne, danach Abwärmen (wie Aufwärmen)

---

3. Zyklus, 9. Woche, 3. Tag Spaziergang

3. Zyklus, 9. Woche, 4. Tag Bodybuilding A

20 Wiederholungen, Belastung 85%

Kurzes Aufwärmen (ohne Gewichte): Armbeugen und
-strecken, Schulterheben, Armschwingen vor-/rückwärts,
Knieheben, Rumpfbeugen, Kniebeuge ohne Gewicht

Je Übung 1-3 Aufwärmsätze und 1 Arbeitssatz

Übung	Gew. 100%	Gew. 85%	Geschafft
Kniebeugen (LH)			
Beincurl			
Wadenheben			
Rudern sitzend (Kabel)			
Bankdrücken (2KH)			
Nackendrücken (LH)			
Trizeps Kickbacks (2KH)			
Curl (LH)			
Situps			
Seitbeugen (1KH)			

Kurzes Abwärmen (wie Aufwärmen, s.o.)

---

3. Zyklus, 9. Woche, 5. Tag

Rudermaschine (CONCEPT II) - moderat

Gleiches Aufwärmen wie beim Bodybuilding

Zeit **Minuten**	Belastung **Concept II**	**Belastung**
5	2:30	Aufwärmen
10	2:05	Hoch 1
5	2:30	Erholung
2	2:10	Hoch 2
2	2:15	"
2	2:05	"
2	2:12	"
2	2:08	"
5	2:30	Abwärmen

Insgesamt 35 Minuten rudern, danach Abwärmen (wie Aufwärmen)

---

3. Zyklus, 9. Woche, 6. Tag Spaziergang

3. Zyklus, 9. Woche, 7. Tag Erholung

3. Zyklus, 10. Woche, 1. Tag Bodybuilding C

12 Wiederholungen, Belastung 100%

Kurzes Aufwärmen (ohne Gewichte): Armbeugen und
-strecken, Schulterheben, Armschwingen vor-/rückwärts,
Knieheben, Rumpfbeugen, Kniebeuge ohne Gewicht

Je Übung 1-3 Aufwärmsätze und 1 Arbeitssatz

Übung	Gew. 100%	Geschafft
Beinpresse		
Hyperextensionen		
Wadenheben, sitzend		
Latziehen zur Brust		
Fliegende Bew. (Kabel)		
Schrägbankdrücken (2KH)		
Trizepsdrücken (KH)		
Curls auf Schrägbank (2KH)		
Beinheben hängend		
Situps mit Drehung		

Kurzes Abwärmen (wie Aufwärmen, s.o.)

---

3. Zyklus, 10. Woche, 2. Tag

Fahrradergometer (Schwinn AIR-DYNE) - schwer

Gleiches Aufwärmen wie beim Bodybuilding

Zeit Minuten	Belastung vor 1989	nach 1989	Arbeit
5	2 bis 5	3,2 bis 8	Aufwärmen
5	6,00	9,60	Hoch 1
5	3,50	5,60	Erholung
1	6,00	9,60	Hoch 2
1	6,50	10,40	"
1	5,50	8,80	"
1	6,25	10,00	"
1	5,75	9,20	"
5	3,50	5,60	Erholung
5	5,50	8,80	Hoch 3
5	3 bis 1	4,8 bis 1,6	Abwärmen

Insgesamt 35 Minuten auf dem Air-Dyne, danach Abwärmen (wie Aufwärmen)

---

3. Zyklus, 10. Woche, 3. Tag Spaziergang

3. Zyklus, 10. Woche, 4. Tag **Bodybuilding A**

12 Wiederholungen, Belastung 85%

Kurzes Aufwärmen (ohne Gewichte): Armbeugen und
-strecken, Schulterheben, Armschwingen vor-/rückwärts,
Knieheben, Rumpfbeugen, Kniebeuge ohne Gewicht

Je Übung 1-3 Aufwärmsätze und 1 Arbeitssatz

Übung	Gew. 100%	Gew. 85%	Geschafft
Kniebeugen (LH)			
Beincurl			
Wadenheben			
Rudern sitzend (Kabel)			
Bankdrücken (2KH)			
Nackendrücken (LH)			
Trizeps Kickbacks (2KH)			
Curl (LH)			
Situps			
Seitbeugen (1KH)			

Kurzes Abwärmen (wie Aufwärmen, s.o.)

---

3. Zyklus, 10. Woche, 5. Tag

Rudermaschine (CONCEPT II) - moderat

Gleiches Aufwärmen wie beim Bodybuilding

Zeit Minuten	Belastung Concept II	Belastung
5	2:30	Aufwärmen
5	2:01	Hoch 1
5	2:30	Erholung
1	2:01	Hoch 2
1	1:57	"
1	2:05	"
1	1:59	"
1	2:03	"
5	2:30	Abwärmen

Insgesamt 25 Minuten rudern, danach Abwärmen (wie Aufwärmen)

---

3. Zyklus, 10. Woche, 6. Tag **Spaziergang**

---

3. Zyklus, 10. Woche, 7. Tag **Erholung**

3. Zyklus, 11. Woche, 1. Tag Bodybuilding C

8 Wiederholungen, Belastung 100%

Kurzes Aufwärmen (ohne Gewichte): Armbeugen und
-strecken, Schulterheben, Armschwingen vor-/rückwärts,
Knieheben, Rumpfbeugen, Kniebeuge ohne Gewicht

Je Übung 1-3 Aufwärmsätze und 1 Arbeitssatz

Übung	Gew. 100%	Geschafft
Beinpresse		
Hyperextensionen		
Wadenheben, sitzend		
Latziehen zur Brust		
Fliegende Bew. (Kabel)		
Schrägbankdrücken (2KH)		
Trizepsdrücken (KH)		
Curls auf Schrägbank (2KH)		
Beinheben hängend		
Situps mit Drehung		

Kurzes Abwärmen (wie Aufwärmen, s.o.)

---

3. Zyklus, 11. Woche, 2. Tag

Fahrradergometer (Schwinn AIR-DYNE) - schwer

Gleiches Aufwärmen wie beim Bodybuilding

Zeit Minuten	Belastung vor 1989	nach 1989	Arbeit
5	2 bis 5	3,2 bis 8	Aufwärmen
2	6,50	10,40	Hoch 1
4	3,50	5,60	Erholung
1	7,50	12,00	Hoch 2
2	3,50	5,60	Erholung
1	7,50	12,00	Hoch 3
2	3,50	5,60	Erholung
1	7,50	12,00	Hoch 4
2	3,50	5,60	Erholung
2	6,00	9,60	Hoch 5
4	3,50	5,60	Erholung
1	7,00	11,20	Hoch 6
5	3 bis 1	4,8 bis 1,6	Abwärmen

Insgesamt 32 Minuten auf dem Air-Dyne, danach Abwärmen (wie Aufwärmen)

---

3. Zyklus, 11. Woche, 3. Tag Spaziergang

3. Zyklus, 11. Woche, 4. Tag Bodybuilding A

8 Wiederholungen, Belastung 85%

Kurzes Aufwärmen (ohne Gewichte): Armbeugen und
-strecken, Schulterheben, Armschwingen vor-/rückwärts,
Knieheben, Rumpfbeugen, Kniebeuge ohne Gewicht

Je Übung 1-3 Aufwärmsätze und 1 Arbeitssatz

Übung	Gew. 100%	Gew. 85%	Geschafft
Kniebeugen (LH)			
Beincurl			
Wadenheben			
Rudern sitzend (Kabel)			
Bankdrücken (2KH)			
Nackendrücken (LH)			
Trizeps Kickbacks (2KH)			
Curl (LH)			
Situps			
Seitbeugen (1KH)			

Kurzes Abwärmen (wie Aufwärmen, s.o.)

---

3. Zyklus, 11. Woche, 5. Tag

Rudermaschine (CONCEPT II) - moderat

Gleiches Aufwärmen wie beim Bodybuilding

Zeit Minuten	Belastung Concept II	Belastung
5	2:30	Aufwärmen
2	1:55	Hoch 1
4	2:30	Erholung
1	1:53	Hoch 2
1	1:57	Hoch 2
4	2:30	Erholung
1	1:53	Hoch 3
2	2:30	Erholung
1	1:53	Hoch 4
4	2:30	Abwärmen

Insgesamt 25 Minuten rudern, danach Abwärmen (wie Aufwärmen)

---

3. Zyklus, 11. Woche, 6. Tag Spaziergang

3. Zyklus, 11. Woche, 7. Tag Erholung

3. Zyklus, 12. Woche, 1. Tag Bodybuilding C
12 Wiederholungen, Belastung 75%

Kurzes Aufwärmen (ohne Gewichte): Armbeugen und
-strecken, Schulterheben, Armschwingen vor-/rückwärts,
Knieheben, Rumpfbeugen, Kniebeuge ohne Gewicht

Je Übung 1-3 Aufwärmsätze und 1 Arbeitssatz			
Übung	Gew. 100%	Gew. 75%	Geschafft
Beinpresse			
Hyperextensionen			
Wadenheben, sitzend			
Latziehen zur Brust			
Fliegende Bew. (Kabel)			
Schrägbankdrücken (2KH)			
Trizepsdrücken (KH)			
Curls auf Schrägbank (2KH)			
Beinheben hängend			
Situps mit Drehung			
Kurzes Abwärmen (wie Aufwärmen, s.o.)			

3. Zyklus, 12. Woche, 2. Tag

Fahrradergometer (Schwinn AIR-DYNE) - leicht

Gleiches Aufwärmen wie beim Bodybuilding

Zeit Minuten	Belastung vor 1989	nach 1989	Arbeit
1	2,00	3,60	Aufwärmen
2	3,00	4,80	"
2	3,75	6,00	"
5	4,50	7,20	Hoch 1
5	3,00	4,80	Erholung
1	4,50	7,20	Hoch 2
1	4,00	6,40	"
1	5,00	8,00	"
1	4,25	6,80	"
1	4,75	7,60	"
5	4 bis 2	6,4 bis 3,2	Abwärmen
Insgesamt 25 Minuten auf dem Air-Dyne, danach Abwärmen (wie Aufwärmen)			

3. Zyklus, 12. Woche, 3. Tag Spaziergang

3. Zyklus, 12. Woche, 4. Tag Bodybuilding A

12 Wiederholungen, Belastung 75%

Kurzes Aufwärmen (ohne Gewichte): Armbeugen und
-strecken, Schulterheben, Armschwingen vor-/rückwärts,
Knieheben, Rumpfbeugen, Kniebeuge ohne Gewicht

Je Übung 1-3 Aufwärmsätze und 1 Arbeitssatz

Übung	Gew. 100%	Gew. 75%	Geschafft
Kniebeugen (LH)			
Beincurl			
Wadenheben			
Rudern sitzend (Kabel)			
Bankdrücken (2KH)			
Nackendrücken (LH)			
Trizeps Kickbacks (2KH)			
Curl (LH)			
Situps			
Seitbeugen (1KH)			

Kurzes Abwärmen (wie Aufwärmen, s.o.)

---

3. Zyklus, 12. Woche, 5. Tag

Rudermaschine (CONCEPT II) - leicht

Gleiches Aufwärmen wie beim Bodybuilding

Zeit	Belastung	
Minuten	**Concept II**	**Belastung**
5	2:30	Aufwärmen
5	2:05	Hoch 1
5	2:30	Erholung
1	2:05	Hoch 2
1	2:01	"
1	2:09	"
1	2:03	"
1	2:07	"
5	2:30	Abwärmen

Insgesamt 25 Minuten rudern, danach Abwärmen (wie Aufwärmen)

---

3. Zyklus, 12. Woche, 6. Tag Spaziergang

3. Zyklus, 12. Woche, 7. Tag Erholung

DAS GUTE ÜBERNEHMEN
ZIEHEN SIE IHRE EIGENEN SCHLÜSSE

Eine lohnende Anregung

Meine Regale sind übervoll mit Büchern über Training und Ernährung. Wenn man ein Buch herausnimmt und durch die Seiten blättert, finden sich viele unterstrichene Zeilen und Notizen an den Seitenrändern. Ich lese die Büchern nicht nur, ich nehme den Inhalt auseinander!

Obwohl ich schon viele Bücher gelesen habe, habe ich noch keins gefunden, daß mich voll und ganz überzeugt hat. Das wäre wohl auch zuviel verlangt. Statt dessen habe ich mir angewöhnt, aus jedem Buch das für mich Neue und Überzeugende zu akzeptieren und den Rest zu vergessen. Ich möchte Ihnen gern erklären, warum.

Vor einigen Jahren habe ich mich mit einem Mann unterhalten, den ich in einem Buchladen getroffen habe. Wenn ich mich recht erinnere, war er Zahnarzt. Er hatte mich als Buchautor und Kolumnist der *Muscle & Fitness* erkannt und wir begannen ein Gespräch über Bücher. Einen seiner Sätze habe ich heute noch gut im Gedächtnis: »Wenn ich einem Buch nur eine lohnende Anregung entnehmen kann«, sagte er, »bin ich schon zufrieden.« Ich glaube, damit hat er recht. Statt von einem bestimmten Buch sind wir doch vielmehr von allen Erfahrungen geprägt, die wir im Laufe unseres Lebens gemacht haben. Unser Leben und unsere Sicht der Dinge beruhen auf unzähligen Erfahrungen (und vielen Büchern). Daran wurde ich wieder erinnert, als ich einen Briefwechsel mit einem 50jährigen Mann aus Schweden aufnahm. Er war ein Gesundheits- und Fitness-Enthusiast, wie ich selbst einer bin.

Zunächst hatte ich den Schweden für einen Exzentriker gehalten. Als er mein erstes Buch »Ripped« gelesen hatte, das in einem englischen Magazin als Serie veröffentlicht wurde, schrieb er mir: »Ich glaube nicht, daß der menschliche Körper dafür geschaffen ist, Gewichte in Wiederholungen und Sätzen zu heben, wie es beim Bodybuilding der Fall ist.« Natürlich konnte ich dem nicht zustimmen. Einige Briefe später kam ich aber zu einem anderen Schluß: Mir wurde bewußt, daß doch eine versteckte Wahrheit in dieser Einschätzung lag. Lassen Sie mich zunächst etwas mehr über ihn erzählen.

Der Mann arbeitet seit 25 Jahren im gleichen Beruf. Genauso lange beobachtet er die Gesundheits- und Fitness-Szene. Vor 20 Jahren kaufte er sich ein Buch über Bodybuilding und begann mit dem Training. Einem seiner Briefe lag ein Foto bei, das ihn mit ansehlicher Muskulatur zeigte; ein offensichtlicher Widerspruch, wenn man seine Haltung gegenüber dem Bodybuilding bedenkt.

Doch er hatte sich seine Meinung nicht über Nacht angeeignet. Nach einigen Jahren Bodybuilding-Training begann sein Blutdruck zu steigen. Er sandte mir auch ein Bild mit einer großen Narbe, Überreste eines Leistenbruchs, den er sich beim Kreuzheben zugezogen hatte. Das war es wohl, was ihn zuletzt bewogen hatte, Bodybuilding – zumindest für sich selbst – nicht länger als das non plus ultra zu betrachten. Er hörte also auf, Gewichte zu stemmen, aber sein Interesse an Gesundheit und körperlicher Fitness war damit nicht erloschen. Die Muskeln, die er durch jahrelanges Bodybuilding aufgebaut hatte, seien nun verschwunden, schrieb er mir, aber ein aktuelles Foto zeigte einen sehr schlanken Fünfzigjährigen, der durchaus einen sportlichen Eindruck machte.

Obwohl er nicht mehr mit Gewichten trainierte, hielt er sich an ein simples Fitnessprogramm: Liegestütze, Situps, Kniebeugen auf einem Bein und so weiter. Es war ein Trainingsplan, den der schwedische Fitnessberater Arne Tammer entwickelt hatte. Zusätzlich joggte er zweimal pro Woche für 15 Minuten auf einem nahe gelegenen Schulhof. Er schrieb mir, er würde sich dafür nicht einmal umziehen, er liefe einfach in der Kleidung, die er gerade tragen würde und bei jedem Wetter; selbst in Stiefeln und Regenmantel. Wie gesagt, bei ihm handelte es sich nicht um einen gewöhnlichen Fitness-Sportler.

Sein Vater war mit 53 an einem Herzinfarkt gestorben, ein Schicksal, das er nicht teilen wollte. Deswegen verzichtete er ganz auf Fleisch und fettiges Essen. Statt dessen verzehrte er nur Fisch, Kartoffeln, Reis, Tomaten, Bananen, Karotten und Brot, dazu trank er Wasser. Das mag langweilig erscheinen, aber ich glaube ihm, wenn er schreibt, er genießt jede Mahlzeit. Wie sie wissen, befürworte auch ich eine gleichförmige Ernährung.

Es schien mir ganz so, daß mein schwedischer Freund durch das Ausprobieren verschiedener Methoden sein persönliches Fitness- und Ernährungsprogramm gefunden hatte. Er hatte dafür Teile eines Krafttrainings von Arne Tammer übernommen, eine kontinuierliche Ernährung von mir, und wahrscheinlich noch viel mehr Details von anderen Leuten. Er hatte sich einfach herausgepickt, was seiner Meinung nach einen Sinn ergab und sich daraus sein persönliches Fitnessprogramm zusammengestellt. Er hat sich alles selbst erarbeitet; vermutlich kommt er deshalb auch so gut damit zurecht. Ich glaube, darin liegt der Unterschied zwischen Scheitern und Erfolg im Kampf um einen schlanken und leistungsfähigen Körper.

Ich bin im ersten Kapitel schon darauf eingegangen, warum es nur wenigen Menschen gelingt, dauerhaft an Gewicht zu verlieren. Es ist darauf zurückzuführen, daß Sie sich selbst ein Programm erarbeitet haben, mit dem Sie leben können. Das jedenfalls behaupten Susan Olson vom Zentrum für Altersernährung und Dr. Robert Colvin von der Universität Illinois. Die beiden haben eine Studie mit 54 Erwachsenen durchgeführt, die 20% ihres Körpergewichts abgenommen und das neue Gewicht mindestens zwei Jahre gehalten lang hatten. Die Gründe für ihren Erfolg waren vielfältig, aber sie wiesen eine Gemeinsamkeit auf: Jeder der Probanden hatte seine eigene Methode entwickelt, um die überflüssigen Pfunde zu verlieren, und sie auch nicht wieder zuzulegen. Ebenso wie der Mann aus Schweden haben sie sich nicht auf das Programm eines anderen verlassen, sondern ihr eigenes entwickelt.

Das mag vielleicht zu einfach klingen. Aber Dr. Olson bestätigt, daß viele Menschen, die Gewicht verlieren möchten, sich nur zu gern auf die Vorgaben anderer verlassen: Sie unterwerfen sich z.B. bereitwillig den in Zeitschriften abgedruckten Diätplänen. Das erlaubt ihnen, die Verantwortung für das Gelingen abzustreifen. Wenn es nicht klappt mit dem Gewichtsverlust, dann war die Diät eben nichts. Das ist nicht nur falsch, es schwächt auch das Vertrauen in zukünftige Ernährungsumstellungen, die zum Gewichtsverlust führen sollen.

»Es kommt darauf an, was die Leute wirklich wollen«, erklärt Dr. Olson. Mein schwedischer Freund z.B. hatte einfach keine Lust, Gewichte zu heben. Doch statt mit dem Bodybuilding auch sein Fitness-Programm aufzugeben, wie es viele andere tun, entschied er sich dafür, etwas an-

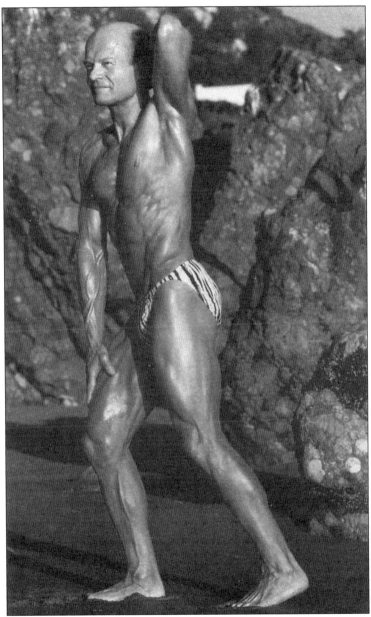

Verändern Sie das Trainingsprogramm nach Ihren Wünschen:
Mehr Ausdauertraining für besten Fettabbau. Foto: Chris Lund

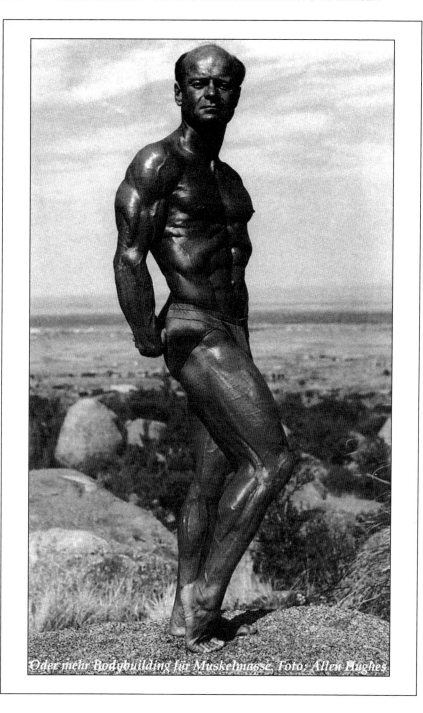

Oder mehr Bodybuilding für Muskelmasse. Foto: Allen Hughes

deres auszuprobieren. Mittlerweile hat er sein persönliches Programm gefunden: Einige Fitness-Übungen, zwei Läufe pro Woche bei jedem Wetter und in jeder Kleidung, sowie eine fettarme Ernährung. Es gefällt ihm, deshalb bleibt er dabei.

Für solche Menschen habe ich das vorliegende Buch geschrieben. Es ist mir lieber, wenn Sie das »Wie« des Ultraschlank-Programms vergessen und sich auf das »Warum« konzentrieren. Wir alle haben unterschiedliche Ansichten, Bedürfnisse, Ziele und Möglichkeiten. Deshalb kann kein Programm den Anspruch erheben, für jeden das Richtige zu sein.

In diesem Buch habe ich meinen Lebensstil beschrieben. Ich erwarte nicht, daß Sie dem blindlings folgen. Denken Sie darüber nach, was ich zu sagen habe. Wenn Sie der Meinung sind, daß es plausibel klingt, dann bauen Sie meine Ratschläge in Ihr persönliches Fitnessprogramm ein. Greifen Sie einfach das heraus, was zu Ihnen paßt und vergessen Sie den Rest. Entwickeln Sie Ihren eigenen Stil in allen Fragen von Fitness und Gesundheit. Erst damit werden Sie ultraschlank, und nur damit bleiben Sie es auch.

* * *

Wenn Sie mehr über Novagenics und nützliche Produkte für Kraftsportler und Bodybuilder erfahren möchten, bestellen Sie unseren aktuellen Gratis-Katalog mit dieser Postkarte, oder rufen Sie einfach an unter 0 29 32-2 89 82 oder 2 89 83. Sie können den Katalog auch per Fax ordern (0 29 32-2 63 62), oder per Brief (Novagenics • Postfach 1163 • 59701 Arnsberg). Der Katalog kommt umgehend kostenlos zu Ihnen ins Haus.

Wir würden uns freuen, wenn Sie die kurzen Fragen auf der Postkarte ebenfalls beantworten würden (das bleibt natürlich Ihnen überlassen). Ihre Meinung interessiert uns sehr; wir sind stets bemüht, unseren Service nach Ihren Wünschen zu gestalten. Dafür brauchen wir aber ein »Feedback« von unseren Kunden. Vielen Dank für Ihr Verständnis.

Antwort

NOVAGENICS Verlag

Postfach 1163

59701 Arnsberg

Hier bitte Ihre Adresse eintragen

Vorname

Nachname

Straße

Straße

PLZ

Ort

Ort

Telefon-Nr. für eventuelle Rückfragen